先生と保護者のための

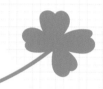

子ども アレルギー 大百科

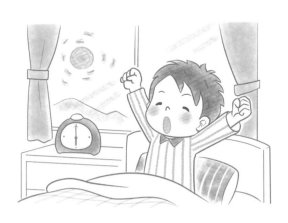

渡邊美砂 著

少年写真新聞社

はじめに

　「アレルギー」といったときに思いつくのはどのようなことでしょう？ 食べ物の
アレルギーや花粉症を思い浮かべる人が多いと思います。
　アレルギーとは、本来、細菌やウイルスなどから体を守るために働く"免疫"の
力が、食べ物や花粉、ダニ、動物の毛や、ふけなどに過剰に反応して、さまざ
まな症状を起こしてしまう状態のことです。

　ぜんそく、アレルギー性鼻炎・花粉症、アトピー性皮膚炎、食物アレルギーな
どが、代表的なアレルギーの病気です。生まれてしばらくして乳児湿疹がひどく、
なかなか治らないと思っていたらアトピー性皮膚炎と診断され、離乳食が始まる
と、食べた物に反応してブツブツができたり赤くなったりして、食物アレルギーと
診断される。湿疹もやっと落ち着いてきたと思ったら、かぜをひいたことがきっ
かけでゼーゼー・ヒューヒュー苦しそうになり、今度はぜんそくと診断され、ぜん
そくが落ち着いてきたと思ったらアレルギー性鼻炎・花粉症が始まり……このよう
にアレルギーの病気が年齢によって次々と違う形で現れてくることを、故 馬場實
先生は"アレルギーマーチ"と称しました。

　1980 〜 1990 年代、アレルギーの専門医や小児科医は、致死的なぜんそく
の治療に最も力を注いでいました。その後、気道の「過敏性（敏感さ）」より、「慢
性好酸球性炎症（常に気管の内側に炎症があって荒れている）」がぜんそくの主
な病態であることがわかってきて、その病態をターゲットにした新しい抗アレル
ギー薬（ロイコトリエン受容体拮抗薬）やステロイド吸入へと治療が変わってい
きました。そして、それらを実践するためのバイブルとなる「小児気管支喘息治
療・管理ガイドライン」が 2000 年に発行され、全国に浸透し、「ゼロレベル作戦」
のもと小児のぜんそく死は激減し、ぜんそくの子どもも減ってきています。

それと入れ替わるように、小児科で問題になったのは、アトピー性皮膚炎です。1992 年「ステロイドは悪魔の薬」とマスコミで報道されたことでさらに拍車がかかり、ステロイド忌避の保護者が「ステロイドを使わずに治療してほしい」と重症のアトピー性皮膚炎のお子さんと一緒に受診されるケースが後を絶ちませんでした。皮膚科の先生方のご努力により 2000 年に「アトピー性皮膚炎治療ガイドライン」が整備され、ステロイドは標準治療として正しい位置づけがされるようになりました。スキンケアの知識やプロアクティブ療法などが広まり、新しい薬剤も開発されてきて、子どものアトピー性皮膚炎はコントロールができるようになりつつあります。

　アトピー性皮膚炎と同時に、食物アレルギーも大きな問題になっていました。「厳格除去食療法」と称して極端な食事制限を受け、栄養状態や発育発達が危険にさらされるお子さんが多くみられました。食物アレルギーは、アレルゲン（抗原）や症状も人によって異なるために一律の指導をするのは困難な疾患ですが、世界に先駆けて我が国で初めて「食物アレルギーガイドライン」を手がけたのは、本書の初版本を執筆した向山徳子先生でした。現在は「正しい診断に基づいた必要最小限の原因食物の除去」が原則で、一定期間を経たら、食物経口負荷試験や各種検査を参考にして積極的に除去食を解除していきます。残念ながら食物アレルギーのお子さんはまだ増加傾向にあります。私たち小児科医は、安全に楽しく日常生活や集団生活を送れるように、子どもたちや保護者の方、子どもたちに関わるみなさまに寄り添ってサポートしていきたいと思っております。

目次

はじめに　　　　　　　　　　　　　　　　　　　　　　2

即時型アレルギーのしくみ　　　　　　　　　　　　　　6

症状と様子　　　　　　　　　　　　　　　　　　　　　8
食物アレルギー／アトピー性皮膚炎／気管支ぜんそく／
アレルギー性鼻炎・花粉症／アレルギー性結膜炎

緊急性が高いアレルギー "アナフィラキシー"　　　　　18

集団生活の場面と関連するアレルギー（保育園・学校）　20

アレルギーカレンダー　～生活の中での工夫とポイント～　24

生活管理指導表の活用　　　　　　　　　　　　　　　　30

第1章　食物アレルギー　　　　　　　　　　　　　37

食物アレルギーの基礎知識　　　　　　　　　　　　　　38

食物アレルギーの症状と対応　　　　　　　　　　　　　42

アナフィラキシーの基礎知識　　　　　　　　　　　　　46

アナフィラキシーへの対応　　　　　　　　　　　　　　48

アドレナリン自己注射薬（エピペン®）の使い方　　　　50

食物アレルギー　診断への手順　　　　　　　　　　　　52

アレルギーの検査　　　　　　　　　　　　　　　　　　54

食物経口負荷試験（OFC：Oral Food Challenge）　　　56

除去食療法　　　　　　　　　　　　　　　　　　　　　58

除去食の解除と注意点　　　　　　　　　　　　　　　　62

日常生活での注意❶ 加工食品の表示　　　　　　　　　64

日常生活での注意❷ 外食　　　　　　　　　　　　　　67

口腔アレルギー症候群（OAS：Oral Allergy Syndrome）　68

食物依存性運動誘発アナフィラキシー
（FDEIA：Food-Dependent Exercise-Induced Anaphylaxis）　70

食品添加物によるアレルギー　　　　　　　　　　　　　72

豚肉・ネコ症候群（PCS：Pork-Cat Syndrome）　　　　75

子どもの　食物アレルギー　主な治療薬　　　　　　　　76

第2章　アトピー性皮膚炎　　　　　　　　　　　77

アトピー性皮膚炎の基礎知識　　　　　　　　　　　　　78

アトピー性皮膚炎の症状　　　　　　　　　　　　　　　80

アトピー性皮膚炎のスキンケア	82
薬物療法❶ ステロイド外用薬と使い方	84
薬物療法❷ ステロイド以外の治療法	86
アトピー性皮膚炎がよくならない場合の見直し	88
アトピー性皮膚炎の子どもにみられる心配ごと	89
日常生活での注意❶ 皮膚感染症	90
日常生活での注意❷ 悪化の原因	92
子どもの アトピー性皮膚炎 主な治療薬	94

第3章 気管支ぜんそく 95

気管支ぜんそくの基礎知識	96
ぜんそくの症状と発作への対応	98
乳幼児ぜんそく	102
日常生活での注意❶ 発作のコントロール	104
日常生活での注意❷ 運動	110
日常生活での注意❸ 小動物の飼育	112
日常生活での注意❹ 発作を防ぐ環境づくり	114
日常生活での注意❺ かぜなどの感染症	116
子どもの 気管支ぜんそく 主な治療薬	118

第4章 アレルギー性鼻炎・花粉症 119

アレルギー性鼻炎・花粉症の基礎知識	120
アレルギー性鼻炎・花粉症の症状と対応	122
日常生活での注意❶ 薬の使用	124
市販のアレルギー用の薬は使っていいの？	125
舌下アレルゲン免疫療法（SLIT：Sublingual Immunotherapy）	126
日常生活での注意❷ 合併症と気をつける病気	128
子どもの アレルギー性鼻炎 主な治療薬	130

第5章 アレルギー性結膜炎 131

アレルギー性結膜炎の基礎知識	132
アレルギー性結膜疾患の症状と対応	134
日常生活での注意 間違われやすい目の病気	138
子どもの アレルギー性結膜炎 主な治療薬	140

第6章 園・学校での対応 141

園・学校生活とアレルギー	142
園・学校対応での困りごと Q&A	150
アレルギーと発達障害	154

索引／おわりに	156／158

※本書に掲載している薬の名前は「®：登録商標」「TM：商品商標」などになっています

即時型アレルギーのしくみ

❶ アレルゲン（抗原）が口や鼻、目から入ったり、皮膚に触れたりすると……

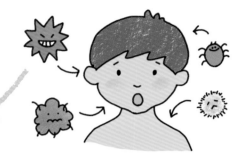

アレルゲン（抗原）：アレルギーの原因になるもの。主にたんぱく質（ハウスダスト、花粉、ダニ、カビなど）

❷ 体の中ではアレルゲンに刺激されてBリンパ球がIgE抗体をつくります。

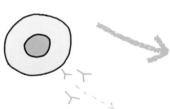

Bリンパ球
白血球にある
免疫細胞

IgE抗体
アレルギー反応を
引き起こす
免疫グロブリン ※1

❸ 同じアレルゲンに再び接触（吸い込む、食べる、鼻や目の粘膜につくなど）して体内にとり込まれると、そのアレルゲンとIgE抗体が結合してマスト（肥満）細胞が刺激されます。

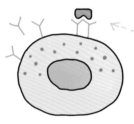

アレルゲン

マスト（肥満）細胞
体中の皮膚や皮下組織、肺、
気管支などにあるアレルギー
反応に関係している細胞

❹ 刺激を受けたマスト細胞から、顆粒が出て、顆粒からヒスタミンやロイコトリエンなどの化学物質やサイトカインが放出されます。

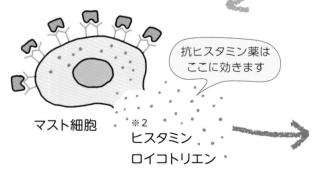

抗ヒスタミン薬は
ここに効きます

マスト細胞　　※2
ヒスタミン
ロイコトリエン

❺ 放出された物質は目、鼻、気管、気管支、皮膚、腸などに作用して、さまざまなアレルギー反応を引き起こします。

アレルギー症状を
起こす

※1　免疫グロブリン：血液や体液にあり、異物が体内に入ったときに排除するように働くたんぱく質

※2　ヒスタミンとロイコトリエン：気管支や腸の平滑筋を収縮させたり、毛細血管を刺激したりむくみを起こさせたりして、アレルギー反応を起こす物質

体の中で起こるアレルギー反応

鼻
鼻水、鼻づまり、くしゃみ、かゆみ
↓
**アレルギー性鼻炎
花粉症**

目
かゆみ、涙目、充血、目やに（眼脂）、むくみ
↓
**アレルギー性結膜炎
花粉症**

口・舌
口唇（くちびる）、口の中やのどのかゆみ、腫れ、違和感（ピリピリ、イガイガ）
↓
**食物アレルギー
口腔アレルギー症候群**

耳
耳の奥のかゆみ
↓
**食物アレルギー
花粉症**

気管、気管支
粘膜がむくんで、気管が狭くなり苦しい。ぜんそく発作
↓
**気管支ぜんそく
アナフィラキシーショック**

皮膚
赤み、かゆみ、湿疹、じんましん、むくみ
↓
**アトピー性皮膚炎
食物アレルギー　花粉症**

消化管（食道・胃・腸）
吐き気、嘔吐、腹痛、下痢
↓
消化管アレルギー　　**食物アレルギー**

全身
元気がない、ぐったり、発熱、脈が速い、遅い、顔色が悪い、意識がない
↓
**気管支ぜんそく　食物アレルギー
アナフィラキシーショック**

食物アレルギー

食物アレルギーの症状は、皮膚・粘膜から消化器、呼吸器など全身に現れ、最も重篤な症状は、アナフィラキシーショックです。

主な症状

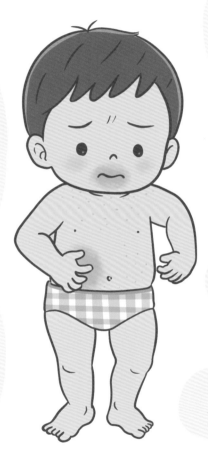

全身

不機嫌、元気がない、ぐったり、不穏、意識がない

粘膜

口唇・口・のどの違和感、かゆみ、腫れ、痛み、嗄声（声がれ）、まぶたの腫れ、目の充血、かゆみ、のどがしめつけられる

皮膚

かゆみ、発赤、湿疹、じんましん

消化器

気持ちが悪くなる、嘔吐、腹痛、下痢

呼吸器

くしゃみ、鼻水、鼻づまり、せき、せき込み、息苦しさ、ぜん鳴

その他

頭痛、めまい

アナフィラキシーショックは命に関わることも…

　アナフィラキシーとは、アレルギーの原因物質（アレルゲン）を食べたり、触ったり、吸い込んだりすることにより、数分から数十分で、目や口のかゆみや腫れ、吐き気や嘔吐、せきや呼吸困難などの全身に現れる強いアレルギー症状です。さらに、血圧の低下や意識障害などの生命を脅かす危険な状態をアナフィラキシーショックといいます。

病院ではどんなことをするの？

Case 1
14歳女子

症状：
のどがかゆい、息苦しい

どんな様子？

　ジャージャー麺を食べた直後に、のどがかゆくなり、息苦しさを訴えました。
過去にも同じように、11歳のときにイタリア料理を食べて、12歳のときには中華料理を食べて症状が起こり、救急受診をしたことがありました。処方されていたステロイド／抗ヒスタミン薬合剤を内服して救急外来を受診しました。

経過と治療

　救急受診の際には、点滴治療で改善しました。その後、検査(血液とプリックテスト)を行いました。これらの結果より、松の実アレルギーと診断され、以後は松の実を除去し、外食でもアレルギー反応は起こらなくなりました。

アレルギー検査結果

総 IgE 値 378 (IU/ml)
*特異的 IgE 抗体（クラス）：ヤケヒョウヒダニ 5，スギ 3，マツ属 0，ピーナッツ 0，クルミ 0
プリックテスト：松の実 強陽性／ダニ 陽性

プリックテスト結果

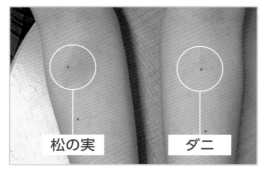

松の実　　　　　ダニ

*特異的 IgE 抗体はアレルゲンを特定するための血液検査(P.54)です。判定は特異的 IgE 抗体の測定値をクラス分けしてわかりやすくしています。クラス 0：陰性、1：擬陽性、2～6：陽性で、クラスが高いほどアレルゲンである可能性、強い症状を起こす可能性があります。

Case 2
1歳7か月男児

症状：
アナフィラキシーショック

　生後2か月からアトピー性皮膚炎と診断されてステロイド外用薬を開始していました。6か月頃には、母が卵や生クリームを食べて授乳すると湿疹が悪くなる気がすると言っていたため、7か月から食物アレルギー日誌をつけて、母乳を介して湿疹が悪くなる食べ物を中心に、お母さんの食事指導も行われました。1歳で断乳すると、皮疹はきれいになってきました。

どんな様子？

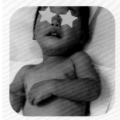

　初めてそうめんを食べた後、しばらくして機嫌が悪くなり真っ赤になって全部吐いてしまいました。喜んで食べるので、つい大さじ3杯くらいあげてしまいました。

経過と治療

　病院でも嘔吐を繰り返し、ぐったりして血圧も低下し、アナフィラキシーショックと診断されました。アドレナリン筋肉注射と点滴を行い、1晩経過観察のために入院しました。その後、検査を行い、治療としては、小麦（調味料以外）と乳は完全除去食、鶏卵と大豆は部分除去食となりました。

アレルギー検査結果 (1歳0か月)

総 IgE 値 560 (IU/ml)
特異的 IgE 抗体（クラス）：卵白 5、小麦 4、ミルク 3

　2歳7か月時の小麦負荷試験も陽性でしたが、徐々に食べられるものが増えてきました。小学校入学時は鶏卵・乳・小麦除去食で給食を開始しましたが、2年生になって鶏卵は除去解除。小麦ももうすぐ解除になります。現在（8歳）、毎日楽しく給食を食べています！(特異的 IgE 抗体クラス：卵白2 小麦3 ミルク4)

症状と様子
アトピー性皮膚炎

　アトピー性皮膚炎は、乳児より発症することがあります。かゆみが強く、発赤、ぶつぶつ、じくじくなどの皮膚症状も変化します。よくなったり、悪くなったりを繰り返すことも特徴のひとつです。

主な症状

皮膚

かゆみ、赤み、かさかさ、じくじく、白くなる、皮膚が厚くなる、かたくなる、湿疹がみられます。

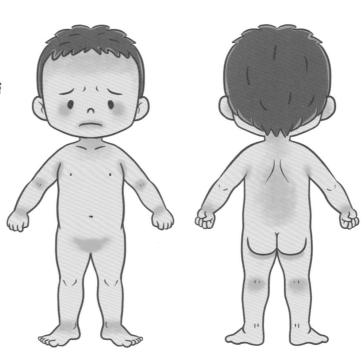

その他

ふけ、唇が乾く、耳切れなど。

年齢による皮膚炎の特徴

2歳未満	2〜12歳	13歳以上
頭・顔から始まり 体→手・足	首、肘、膝の裏側に多い 小学校入学とともに軽くなる	上半身、顔、首、胸、背中に多い

病院ではどんなことをするの？

Case 1

11 か月女児

症状：
顔面の皮疹（赤み、かゆみ）

どんな様子？

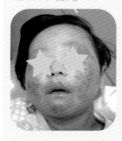

生後 6 か月頃、膝裏から湿疹とかゆみが始まり、8 か月頃には全身に湿疹が広がりました。近くの病院で軟膏を処方されましたが改善しないので、採血検査をしたところ、卵白、乳に陽性反応がみられました。母親とともに鶏卵、乳製品の完全除去を指導されましたが、体重増加不良もみられたため大学病院を紹介されました。

経過と治療

スキンケアの指導と外用療法（ステロイドIV群＋酸化亜鉛軟膏、抗菌薬軟膏、保湿剤）で治療を開始しました。また、食物アレルギー日誌で、鶏卵、乳以外の食材による影響や、ほかに湿疹を悪くする原因がないかを確認しました。

アレルギー検査結果

総 IgE 値 134.7 (IU/ml)
特異的 IgE 抗体（クラス）：卵白 4, ミルク 3

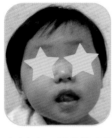

食物アレルギーの関与する乳児アトピー性皮膚炎と診断され、本人は鶏卵、乳の完全除去、母親は生・半熟卵の除去食が指導されました。乳製品は経母乳負荷で症状の出ない量までは摂取できました。その後皮疹は速やかに改善されて、2 歳半に鶏卵は除去食が解除されました。乳はバターロールの誤食で即時型反応がみられたので、幼稚園でも除去食を継続しました。

Case 2

5 歳 9 か月男児

症状：
全身の皮疹（赤み、かゆみ）

どんな様子？

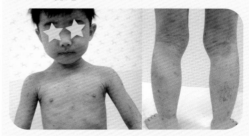

生後 3 か月からアトピー性皮膚炎のため皮膚科で抗アレルギー薬内服、ステロイド外用剤などの治療を受けて落ち着いていました。3 歳からイヌを飼い始めたところ、皮膚症状が徐々に悪化し、5 歳の春にはさらにひどくなりました。採血検査をしたところ多抗原に陽性だったため、大学病院を紹介されて受診しました。

経過と治療

増悪因子としてはイヌを飼い始めたことと、転居、母の就労などの精神的なストレスが影響していたことがわかりました。これまでの通常治療に加えて、スキンケアや環境整備を行いました。イヌを祖母宅に預け、精神的なストレスも減らしたところ、3 か月後には皮膚症状は改善傾向になりました。

アレルギー検査結果

総 IgE 値 5210 (IU/ml)
特異的 IgE 抗体（クラス）：ヤケヒョウヒダニ 5, スギ 3, 犬の皮屑 5, 卵白 3, 豚肉 4, 鶏肉 3, キウイフルーツ 5, ゴマ 3,

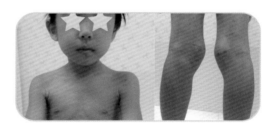

症状と様子
気管支ぜんそく

　ぜんそくの発作は、ほとんど自覚症状がない軽い状態から、呼吸困難が強く、重篤なものまであります。発作がないときには、普通の生活を送ることができます。

主な症状

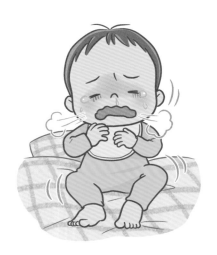

乳児から2歳まで

せきが出る、鼻水が出る
たんがからんだように、ゼロゼロしている、ひどくなるとせき込んだあとに嘔吐する、脈拍数が速くなる

● 発作の目安
小発作…機嫌は悪くない
中発作…機嫌が悪い
大発作…ミルクを飲まない、顔色が悪い、
　　　　興奮している

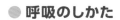

5歳から15歳ぐらいまで

● 呼吸のしかた
ぜん鳴（ゼーゼー、ヒューヒュー）
息切れしている、せき、たんが出る、
呼吸がしにくい

● 発作の目安
小発作…普段と変わらない
中発作…話しかけると返事はする、
　　　　夜苦しくて目を覚ます
大発作…話しかけても返事ができない、
　　　　苦しくて寝られない

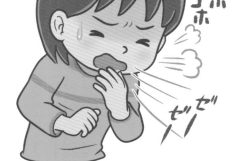

病院ではどんなことをするの？

Case 1
6歳女児

症状：
せき、ぜん鳴

　2歳のときに気管支ぜんそくと診断され、抗アレルギー薬を内服していましたが、2回入院してしまいました。退院後に吸入器を購入し、ステロイド吸入を開始しました。3歳の1年間は入院が必要な発作はありませんでしたが、4歳で幼稚園に入園後、かぜをきっかけに発作が頻発して1年間に4回も入院してしまいました。その後ステロイド薬と、持続効果のあるβ₂刺激薬が配合された吸入薬（*ICS/LABA）に変更しましたが、5歳のとき、大発作で2回入院し、テオフィリン徐放製剤の内服を開始しました。その後転居のため当院に転院し、さらに1回入院しました。

*ICS/LABA：吸入ステロイド薬／長時間作用性吸入β₂刺激薬配合剤

どんな様子？
　夜になるとせき込んで、ゼーゼーヒューヒュー息苦しそうです。夜中に2、3回目を覚まし、布団の上に座っています。

経過と治療
　誕生日を待って、6歳から適応のある皮下注射ゾレア®（1回／月）を開始しました。

アレルギー検査結果
総IgE値 235 (IU/ml)
特異的IgE 抗体（クラス）：ヤケヒョウヒダニ 2,ネコの皮屑 2

　ゾレア®開始2週間以内に発作入院がありましたが、3回目投与後から発作は劇的に改善し、以後一度も入院していません。
　中学校でもテニス部に入って、特に制限もなくみんなと一緒に楽しく学校生活を送っています。

Case 2
5歳 男児

症状：
息苦しさ

　1歳頃は、かぜをひくと、ときどきゼーゼーすることがありました。
2歳でRSウイルス気管支炎にかかったあとから、2か月に1回くらいゼーゼーするようになりました。まだ、当時ぜんそくの診断はされてはいませんでしたが、抗アレルギー薬や拡張剤の貼り薬をよく処方されていました。

どんな様子？
　3歳のとき、ゼーゼーがひどく息苦しくなったため受診したところ、ぜんそく発作との診断で即入院。

経過と治療
　数日間入院治療をして、退院後は、抗アレルギー薬の内服を常用するようになりました。しかし、翌月にもぜんそく発作が起こり、再度入院してしまいました。この退院後からは、吸入器を使った予防のステロイド吸入を開始し、以後はかぜをひいてもすぐにゼーゼーすることはなくなりました。

アレルギー検査結果
総IgE値 336 (IU/ml)，
特異的IgE 抗体（クラス）：スギ 2, ヤケヒョウヒダニ 5

アレルギー性鼻炎・花粉症

通年性のアレルギー性鼻炎はもともと子どもにも多いのですが、最近は、大人に多いといわれていた花粉症が増え、さらに低年齢での発症もみられるようになってきました。

主な症状

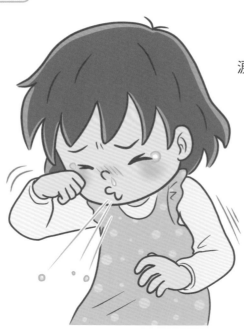

通年性 アレルギー性鼻炎

目
目のかゆみ

鼻
くしゃみ、鼻水、鼻づまり

花粉症

目
目のかゆみ、充血、涙が出る、めやに（眼脂）、目の周りが赤くなる

鼻
くしゃみ、鼻水、鼻づまり

のど
まれに痛くなる

皮膚
かゆみ、湿疹

神経
嗅覚障害、頭重感

口腔アレルギー症候群

　花粉症の人がアレルゲンの花粉と似たたんぱく質を持つ果物や野菜を生で食べると、唇が腫れたり口やのどがかゆくなったり、耳の奥がピリピリしたりするアレルギー症状が起こります。唇・口・のどなどの口腔粘膜に起こりやすいので、「口腔アレルギー症候群」といいます。

病院ではどんなことをするの？

Case 1
11 歳男子

症状：
鼻づまり（鼻閉）

どんな様子？

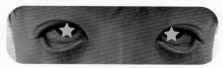

　とにかく鼻閉がひどく寝苦しいのと、鼻がかゆくてこするため頻繁に鼻出血もみられていました。目のかゆみも強く、眼球は黄色みを帯びていました。噴霧式のステロイド点鼻薬が処方されていましたが、噴霧の刺激でくしゃみが誘発されて鼻出血が出るため、うまく使えませんでした。

経過と治療

　一時的に血管収縮剤含有のステロイド点鼻薬を使用し、鼻腔が開いたタイミングで、刺激の少ない粉のステロイド点鼻薬を使用して症状を和らげました。抗アレルギー薬内服、抗アレルギー薬点眼、ステロイド点眼薬を併用しても症状は強かったので、ダニ舌下免疫療法を開始しました。

アレルギー検査結果

総 IgE 値 3690（IU/ml）
特異的 IgE 抗体（クラス）：ヤケヒョウヒダニ6，スギ3

　舌下免疫療法を開始して、1か月後から症状に改善がみられ、2か月後には劇的に改善し、点鼻、点眼薬は不要になりました。
　抗アレルギー薬内服なしでもアレルギー症状は再燃せず、高校受験を無事に乗り越えて、ダニ舌下免疫療法を終了しました。

Case 2
8 歳 6 か月女児

症状：
目の赤み、かゆみ、鼻水（花粉症）

どんな様子？

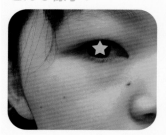

　2月上旬から、目のかゆみ、赤さがあり、抗アレルギー薬の内服、点眼を開始しました。2週間後に学校で給食後からくしゃみ、鼻汁、目のかゆみが強くなり、徐々にまぶたの腫れや、赤さが強くなったために受診しました。

経過と治療

　すでに抗アレルギー薬の内服、点眼を使用していたため、ステロイド / 抗ヒスタミン薬合剤の内服を数日併用し、点眼薬をステロイド眼軟膏に変更しました。
　1年前のスギ飛散期には無症状でしたが、急に発症しました。スギ特異的 IgE 抗体価も高かったので、夏からスギ舌下免疫療法を開始しました。翌年からは、スギ飛散期でも抗アレルギー薬内服もせず、ほぼ無症状ですごしています。

アレルギー検査結果

総 IgE 値 108（IU/ml）
特異的 IgE 抗体（クラス）：スギ 4，ヒノキ 3，ヤケヒョウヒダニ 0

症状と様子
アレルギー性
結膜炎

通年性に起こるのはダニ、ハウスダスト、季節性のものは花粉が主な原因です。目のかゆみには、食物アレルギー、アレルギー性鼻炎が関係することもあります。

主な症状

目

両目のかゆみ、充血、目やに（眼脂）、涙が出る、しょぼしょぼする、目のまわりが腫れる

くしゃみ、鼻水、鼻づまりなど。また、まれにのどが痛くなる

アレルギー性結膜炎の合併症

　アレルギー性結膜炎にはアトピー眼瞼炎（がんけんえん）、アトピー白内障、網膜剥離などが合併することがあります。目の周りのかゆみや赤みにはステロイド眼軟膏が処方されることが多いのですが、目の周りの皮膚が薄いため、眼軟膏は薄い濃度でつくられています。効果がないときは同じものをぬり続けるのではなく、主治医の先生に相談して薬を変えてもらい、早めに症状をおさえることが大切です。

病院ではどんなことをするの？

Case 1
5歳男児

症状：
目の周りの赤み、腫れ

> 3歳頃から、乾燥やかゆみのため、皮膚科で保湿剤を処方されていました。4歳では、春になると目の周りが赤く、かゆみがありました。簡易アレルギー検査ではスギ陽性でした。

どんな様子？

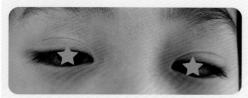

12月から花粉症の予防に抗アレルギー薬の内服・点眼治療を開始しましたが、1月下旬から目の周りの赤みや腫れがみられました。朝は比較的きれいなときもありましたが、幼稚園からの帰宅後は赤くなっていて、かゆくてこすってしまうため、夕方には腫れも強くなりました。ステロイド眼軟膏を朝と夕にぬりましたが、改善せず受診しました。

アレルギー検査結果

総IgE値 105 (IU/ml)
特異的IgE抗体（クラス）：スギ4、ヒノキ3、ヤケヒョウヒダニ0

経過と治療

マスク、帰宅後の洗顔などの予防策も無効なため、保護者に塗布法などを十分に説明した上で、Ⅳ群のステロイド眼軟膏に変更して改善しました。その後、小児用タクロリムス軟膏を導入し、プロアクティブ療法でかゆみも赤みもなくなりました。

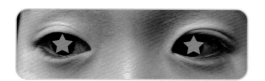

Case 2
5歳男児

症状：
目のかゆみと充血

どんな様子？

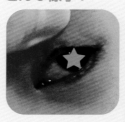

目のかゆみと充血があり、眼科でアレルギー性結膜炎と角結膜フリクテンと診断され、抗アレルギー薬とステロイド点眼薬を併用して治療を受けていましたが、よくなりませんでした。

経過中、眼圧が上昇したこともあり、大学病院を紹介されました。

経過と治療

初診時は、両眼に石垣状の乳頭増殖とトランス斑があり春季カタル（重症のアレルギー性結膜炎）と診断されました。タクロリムス点眼液、抗アレルギー点眼薬、抗菌点眼薬と抗アレルギー薬の内服で治療を開始しました。1か月後から、ダニ舌下免疫療法を開始したところ、約3か月後には、トランス斑は改善傾向で、約6か月後にはトランス斑は消え、石垣状の乳頭増殖も改善したため、点眼は一時タクロリムス点眼液のみとなりました。しかしスギ花粉の時期に再度目の充血が始まり、抗アレルギー点眼薬も追加されたため、近い将来スギ舌下免疫療法を予定しています。

アレルギー検査結果

総IgE値 1670 (IU/ml)
特異的IgE抗体（クラス）：ヤケヒョウヒダニ6、スギ6、ヒノキ4、ブタクサ3

緊急性が高いアレルギー "アナフィラキシー"

次の2項目のいずれかに当てはまれば、アナフィラキシーと診断されます。

1

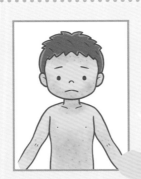

皮膚症状（全身の発疹、かゆみ、または赤み）、粘膜症状（口唇、舌、口蓋垂の腫脹など）またはその両方の症状が急速（数分〜数時間以内）に発現した場合。

皮膚・粘膜症状

―――― さらに、A・B・C のいずれかがある場合 ――――

A 気道／呼吸

重度の呼吸器症状

（苦しがる、息がしづらい、のどがしめつけられる、ぜん鳴、呼吸や脈が速くなる、チアノーゼ）

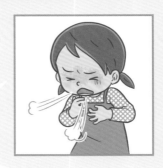

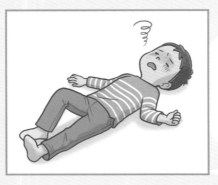

B 循環器

血圧低下または臓器不全に伴う症状

循環器症状（筋緊張低下、意識がもうろうとしている、失神、尿や便をもらす）

C その他

重度の消化器症状

（がまんできない腹痛、嘔吐をくり返す）

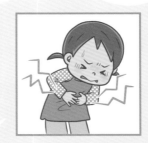

アナフィラキシーとは、アレルゲンの侵入により、複数の臓器に全身性にアレルギー症状がみられ、生命に危機を与える過敏反応です。
　血圧低下や意識障害を伴う場合を、アナフィラキシーショックといいます。

2

血圧低下
（ぐったりしている、脈がふれにくい、唇や爪が青白い、尿や便をもらす）

典型的な皮膚症状を伴わなくても、アレルゲンとなりうるものへの暴露のあと、血圧低下または気管支れん縮と咽頭症状が急速（数分〜数時間以内）に発症した場合。

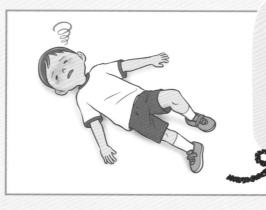

※1 収縮期血圧低下の定義

平常時血圧の70％未満または、下記。

生後1か月〜11か月　＜70mmHg

1〜10歳　＜70mmHg+（2×年齢）

11歳〜成人　＜90mmHg

※1 上の血圧、最高血圧のこと

--- または a、b がある場合 ---

a 気管支れん縮 ※2
（呼吸がしづらい、苦しい、ぜん鳴）

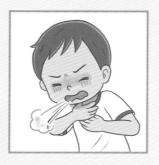

b 喉頭症状
（息苦しい、声がれ、のどがしめつけられるなど）

※2 食べ物や薬などの刺激により、気管支の筋肉がけいれんを起こして細くなるため、息が吐きづらくなり、ぜん鳴、呼吸困難が起こります。

集団生活の場面と関連するアレルギー
保育園

園ではアレルギーを起こすリスクがいっぱいあります。子ども自身がまだ上手にお話ができないため、十分な目配りと予防が必要です。主なものを紹介します。

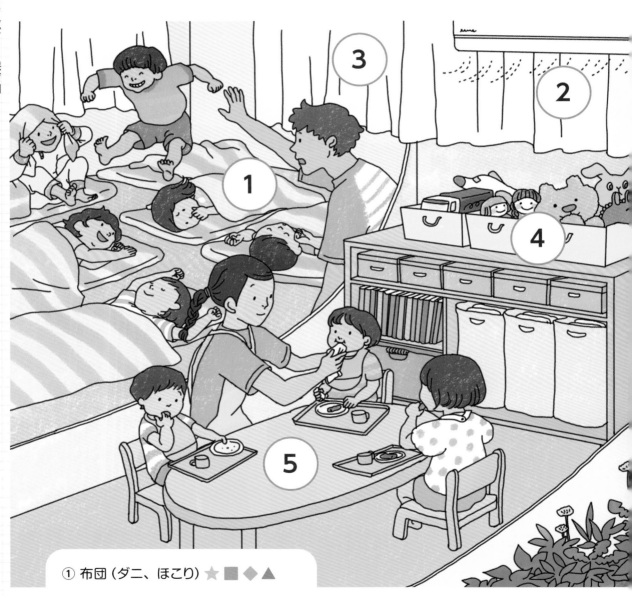

① 布団（ダニ、ほこり）★ ■ ◆ ▲

② エアコン（ほこり、カビ）★ ■ ◆ ▲

③ 窓・カーテン（ほこり、花粉、カビ）
★ ■ ◆ ▲

④ ぬいぐるみ（ダニ、ほこり、カビ）
♥ ★ ■ ◆ ▲

⑤ 給食・弁当・おやつ・ミルク・食物を扱う
活動：（食物、仮性アレルゲン）♥ ★ ♠

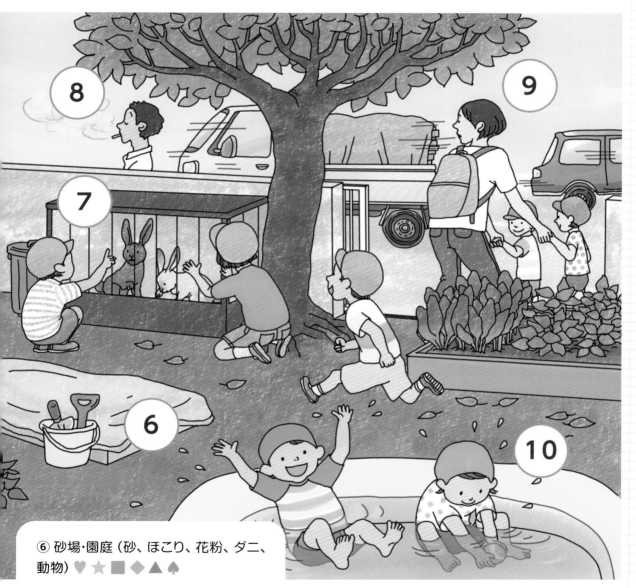

⑥ 砂場・園庭（砂、ほこり、花粉、ダニ、動物）♥ ★ ■ ◆ ▲ ♠

⑦ 飼育動物（動物アレルゲン、ダニ）★ ■ ◆ ▲ ♠

⑧ タバコの煙（化学物質）■ ◆

⑨ 散歩などの屋外活動時（砂、ほこり、花粉、紫外線）★ ■ ◆ ▲ ♠

⑩ プール（化学物質、紫外線）★ ■ ◆ ▲

集団生活の場面と関連するアレルギー
学校

学校に通う子どもたちは運動が活発になり、活動範囲も広くなります。予期せぬアレルギー反応が起こることがあります。

主なものを紹介しますので、気をつけましょう。

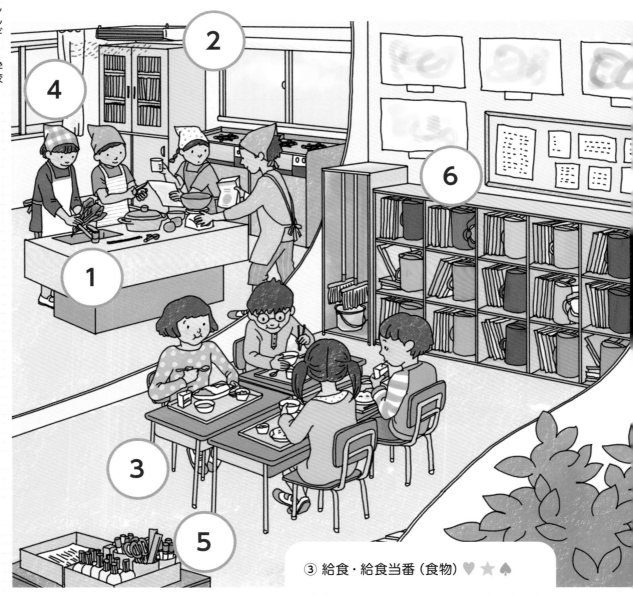

① 調理実習（食物）♥ ★ ■ ♠

② エアコン（ほこり、カビ）
★ ■ ◆ ▲

③ 給食・給食当番（食物）♥ ★ ♠

④ 窓・カーテン（ほこり、花粉、カビ）
★ ■ ◆ ▲

⑤ 工作道具：ボンド、油性ペンなど
（化学物質）♥ ■ ◆ ▲ ♠

注意を要するアレルギー

♥ 食物アレルギー　　★ アトピー性皮膚炎　　■ 気管支ぜんそく

◆ アレルギー性鼻炎・花粉症　　▲ アレルギー性結膜炎　　♠ アナフィラキシー

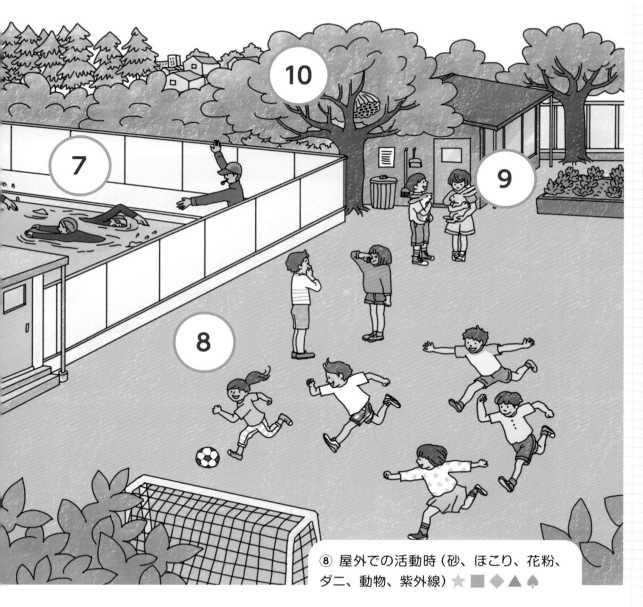

⑧ 屋外での活動時（砂、ほこり、花粉、ダニ、動物、紫外線）★ ■ ◆ ▲ ♠

⑥ ロッカー、本棚（ほこり、化学物質）
★ ■ ◆ ▲

⑦ 水泳（化学物質、紫外線）★ ■ ◆ ▲

⑨ 飼育小屋（動物、ダニ）★ ■ ◆ ▲ ♠

⑩ 昆虫：ハチの巣など ♠

23

アレルギーカレンダー　～生活の中での工夫とポイント～

　アレルギーの子どもには、1年の中で苦手な季節があります。原因を探して予防と工夫をして、年間を通して元気に生活できるようにしましょう。

> ● 共通　♥ 食物アレルギー　★ アトピー性皮膚炎　■ 気管支ぜんそく
> ◆ アレルギー性鼻炎・花粉症　▲ アレルギー性結膜炎

1、2月

● かぜ、インフルエンザの流行期

　手洗い、うがい、室内の換気をこまめにします。

◆▲★♥ スギ花粉対策

　予防薬を早めに開始、または処方してもらいましょう。外出時にはマスク、めがねなどを利用します。飛散時には、布団や洗濯物の外干しを控えるなど花粉を避ける対策をします。

★ 保湿剤を上手に使用

　空気が乾燥して、皮膚のカサカサとともに、かゆみが出ることがあります。こまめに保湿しましょう。

● 適度な加湿に注意

　加湿器を使うときには、50%程度が理想です。

● 生活管理指導表の準備

　特に入園、入学のときは早めに生活管理指導表の準備をしましょう。(P.30)

お誕生日会

　♥ いつもの給食などとは異なるメニューやケーキなどのおやつの提供では、材料を確認します。

ひなまつり

　♥ ひなあられには、ピーナッツや大豆、米が含まれているものがあります。それらの食物がアレルゲン（抗原）となる子どもがいる場合には注意します。

豆まき

　♥ 節分の豆まきで大豆や落花生（殻つき）を使うことがあります。大豆や、ピーナッツアレルギーの子どもが間違って食べてしまったり、飛び散った粉などで症状が出たりすることのないよう注意します。

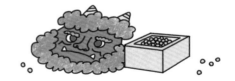

3、4月

● 環境の変化

卒業、入学、引っ越しなどの環境の変化に伴った、ストレスによる悪化に注意します。新年度、園・学校での対応を打ち合わせておきます。転居のときには、主治医に紹介状の依頼をし、転居先の病院も確認しておきます。

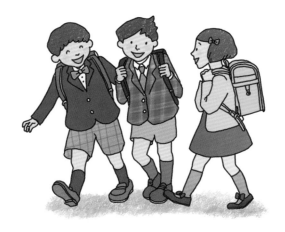

◆▲★■ 黄砂

黄砂は、飛来のピーク時期がスギ花粉の飛散時期と重なるため、花粉症を悪化させる原因になります。スギ花粉は直径 30 μm と大きく、目や鼻の粘膜に付着してしまいますが、黄砂は直径 3 ～ 4 μm と小さいため、気管の奥まで入り込み、ぜんそく発作を起こすこともあります。また、黄砂に付着している PM2.5 などの有害な化学物質で、より強力なアレルギー症状を引き起こす可能性もあります。

入園、入学時

慣れない集団生活が始まると、体調を崩しやすくなります。保護者も新年度で忙しいかと思いますが、子どもに無理をさせないでゆっくり休ませるように伝えましょう。

■ 乳幼児のぜんそくは、かぜが症状の悪化につながりますので注意をします。

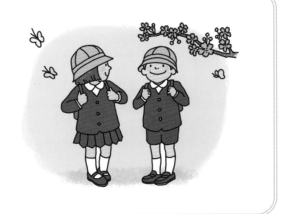

5、6月

● **無理のない連休計画を**

新学期が始まり、疲れも出やすい時期です。休日はゆっくり過ごしましょう。

● **梅雨時期のダニ、カビ対策**

寝具、冷暖房機などの手入れをします。

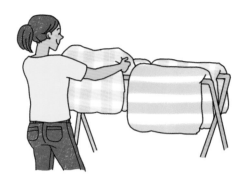

◆ **春〜初夏の花粉症対策**

スギに続き、ハンノキ、ヒノキ、イネ科（カモガヤ、ハルガヤ）、シラカンバなどの花粉が飛びます。身近に生えている、イネ科、キク科などの雑草を取り除きましょう。

★ **紫外線対策**

日差しが強くなり、紫外線によって皮膚炎が悪化することがあります。皮膚にあった低刺激の日焼け止めを使用したり、綿素材で薄手の長袖を着用するなどの対策をします。

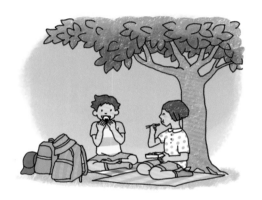

遠足

遠足は子どもにとって楽しみな行事です。移動に長い時間をかけるよりも、ゆったりとした計画で、広々としたところで体をたくさん動かせるような場所を選びましょう。

■ 前日に熱を出していたり、発作を起こしていたりした場合には無理をせず、休ませます。

♥ 日帰り遠足や散歩などでお弁当やお菓子を持っていくときには、間違えてほかの子どもの食べ物を食べてしまうことのないように気を配ります。園や学校から離れ、気持ちも開放的になるため、うっかりアレルギーの原因となる食品をもらって食べてしまうことがあります。

◆ 春の遠足、秋の遠足では花粉対策をします。マスク、帽子、めがねなどを利用します。また、症状が重い場合は、楽しめないこともありますので主治医と相談をして内服薬を使用するのもよいでしょう。バスなどの乗り物に乗る前は、服などについた花粉を軽くはたいて落とします。

● 共通　♥ 食物アレルギー　★ アトピー性皮膚炎　■ 気管支ぜんそく　◆ アレルギー性鼻炎・花粉症　▲ アレルギー性結膜炎

7、8月

● 梅雨明け、台風シーズン

湿度、気温、気圧の変化によって、ぜんそくが悪化することがありますので、注意します。

● 計画的な夏休みを

旅行は、大人の都合ではなく子ども目線のスケジュールで行動しましょう。また、花火やキャンプファイヤーの煙、宿泊先の寝具（ソバ枕、ダニ）などにも気をつけます。

◆ 秋の花粉症対策

ブタクサ、ヨモギ（ともにキク科）など、秋にも風媒花の花粉がありますので注意します。

★ あせも

汗をたくさんかいた後には、早目にシャワーを浴びて、スキンケアをします。

★ 虫刺され

とびひ予防のためにも、虫刺され対策をします。薄手の長袖シャツの着用や、皮膚に合った虫よけ剤を使います。

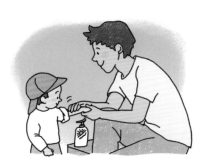

プール（水泳、水遊び）

■ 水泳は発作を起こしにくい運動です。乳幼児では水中遊びを中心にしたものになると思いますが、気温・水温が低いとぜんそくの発作を起こしやすくなりますので、気をつけましょう。

◆ プールから出た後には必ず鼻をかみます。症状がひどい場合には、休むなど保護者と相談をして対応を決めます。

★ シャワーで塩素などの消毒液をよく洗い流します。

花火・お線香

■ 煙を吸い込むと発作を起こすことがあります。花火を持って楽しむときには隣り同士と間隔をとり、風向きに注意します。煙の少ない花火、ぬれマスクを使用するのもよいでしょう。

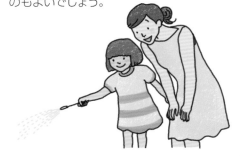

9、10 月

■ 発作が最も起こりやすい時期

急な冷え込み、台風シーズン全盛期でぜんそくの発作が最も起こりやすくなります。予防、治療薬などはきちんと準備をして使用します。

● 衣替え、身の回りの手入れを

しまっておいた冬物衣料、寝具は使用する前にカビなどの対策を忘れずにします。

★ 運動

体を動かして汗をかいたときには、シャワーを浴びたり、タオルでやさしく拭いたりして皮膚を清潔にします。

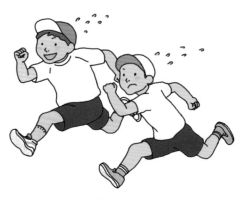 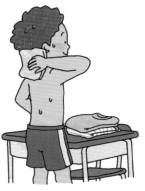

運動会

炎天下で長時間のスケジュールは避けましょう。休憩時間を十分にとり、水分補給に気を配ります。

■ 運動誘発ぜんそくの対応を職員間で確認しておきます。砂ぼこりが舞うようなグラウンドは、水まきなどの対策をします。

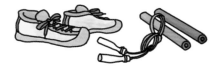

宿泊行事

今は宿泊先のアレルギー対応も充実していますので、事前に確認をします。万一のときにかかれる現地の病院を探したり、紹介してもらったりすると安心です。

♥ 食事やおやつが提供されるときには事前にアレルゲンチェックが必要です。

■ 発作が起こったときの対応を必ず保護者に確認しておきます。

◆ 普段から鼻づまりがひどい子どもの対応を保護者に確認しておきます。寝具にも注意します。

● 共通　♥ 食物アレルギー　★ アトピー性皮膚炎　■ 気管支ぜんそく　◆ アレルギー性鼻炎・花粉症　▲ アレルギー性結膜炎

● **インフルエンザ対策**

インフルエンザの流行が始まる時期です。予防接種を受けましょう。

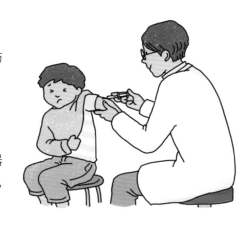

● **暖房器具の準備**

しまっておいた冬物衣料同様、加湿器や暖房器具の使用時には、ほこりやカビなどのチェックをします。

★ **冬物衣料**

化学繊維や毛などの衣類によってかゆみを起こすことがあります。厚めの綿の素材を選ぶなどの工夫をします。

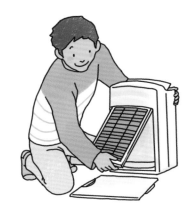

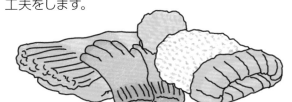

食事を伴う行事

バザーなどで出す、お店屋さんごっこのクッキーやお好み焼き、フルーツポンチなどの普段口にしない食品もあります。可能な限りアレルゲンを使わない工夫をしつつも、制限ばかりされてせっかくのイベントがつまらなくならないように、先生・保護者が気を配ります。

生活管理指導表の活用

生活管理指導表とは

　2019 年に、「保育所におけるアレルギー対応ガイドライン（2019 年改訂版）」と「学校のアレルギー疾患に対する取り組みガイドライン（令和元年度改訂）」がいずれも改訂されました。それに伴い「保育所におけるアレルギー疾患生活管理指導表」（以下指導表・園用）と「学校におけるアレルギー疾患生活管理指導表」（以下指導表・学校用）も改訂されています。

　集団生活におけるアレルギー対応は「医師の診断指示に基づき、保護者と連携し、適切に対応する」ことが基本です。すなわち、指導表に基づく対応が必須で、指導表は、集団生活における子どもを中心に据えた、医師と保護者、園・学校間のアレルギー対応に関する、重要な "コミュニケーションツール" であると位置づけられています。

　表面に集団生活で配慮が必要なことが多い食物アレルギーと気管支ぜんそく、裏面にアトピー性皮膚炎、アレルギー性結膜炎、アレルギー性鼻炎のアレルギー疾患が配置され、それぞれ病型と治療、集団生活で留意すべき点を記載するようになっていますので、各疾患を異なる医療機関で治療、コントロールしていたとしても、1枚の指導表に集約することができ、園学校生活の管理に役立ちます。

　生活管理指導表をもとに栄養士、養護教諭、先生（担任、学年主任、校長など）と保護者との面談をします。また、「学校のアレルギー疾患に対する取り組みガイドライン」（園では「保育所におけるアレルギー対応ガイドライン」）で正しいアレルギーの知識を職員が共有して、除去食物の確認や緊急臨時薬、個別対応などについて話し合い、アレルギーをもつ子どもの受け入れ体制を整えます。

Point!!

指導表は医師の記載する「診断書」に当たりますので、初診日に発行してもらうことが一般的には難しいです。説明会などで配布の際には、余裕をもった受診を勧めましょう。
また、主治医に記載してもらえない場合は、アレルギー専門の病院へ受診が必要です。

生活管理指導表

園用：保育所におけるアレルギー疾患生活管理指導表

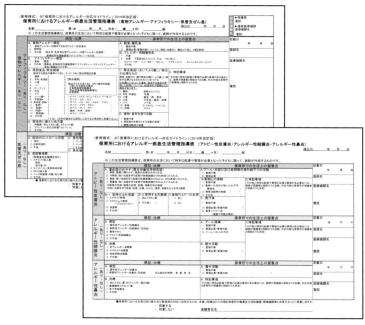

出典：厚生労働省 保育所におけるアレルギー対応ガイドライン（2019 年改訂版）

● 疾患別に、病型・治療と生活上の留意点（園用 A ～ E，学校用 A ～ F）に分かれています。

● 指導表の提出が必要なのは集団生活で配慮や管理が必要な場合のみです。

学校用：学校生活管理指導表（アレルギー疾患用）

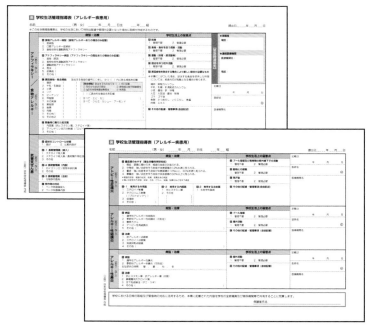

出典：公益財団法人日本学校保健会ホームページ（2019）

MEMO

生活管理指導表で提供された情報は、全教職員及び、関係機関等で共有することになっています。また、園・学校内での役割分担を決めて、日ごろから確認をし、緊急時に備えておきましょう。

食物アレルギー、アナフィラキシー

Point!! 入園前に食べられるものと食べられないもの、食べたことのないものを明確にして対応を決めます。

園用

出典：厚生労働省 保育所におけるアレルギー対応ガイドライン（2019年改訂版）

原因食品・除去根拠

給食、行事食、遠足、おやつ、食物、食材を扱う授業、活動などの際に配慮が必要です。
園用は、学校よりも項目が多くなっています。

特記事項

医師が保護者と相談して診断・指示した内容をくわしく記載してもらいます。

例）1歳、半熟の炒り卵を食べて全身のじんましん。現在、全卵つなぎハンバーグで全卵1／6まで摂取可能 など

除去根拠

①明らかな症状の既往
②食物負荷試験陽性
③ IgE 抗体等検査結果陽性
　医師が記載した内容について、園・学校から保護者に対し、関連する検査結果を求める必要はありません。
④未摂取

病型・治療

　まず、アナフィラキシーの有無が大事です。食物アレルギーの病型においても、園用では園児によくみられる「食物アレルギーの関与する乳児アトピー性皮膚炎」と「新生児・乳児消化管アレルギー」の記載、学校用では「即時型」、「アナフィラキシーの既往あり」などを記載してもらいます。原因食物の提供はしないで、除去が基本ですが、病型から、生活上でどのようなことが起こるのか、どのような対応が必要なのかはある程度予測できます。

緊急連絡先

　食物アレルギー、アナフィラキシー、気管支ぜんそくがある場合は、重症化する可能性があり、緊急の対応が必要になることがありますので必ず記入してもらいます。また、個人情報のため、用紙の保管、共有には十分な注意と配慮が必要です。

生活上の留意点

給食（離乳食）の管理のほかに、食物、食材を扱う活動（学校用では授業含む）についての欄があります。誤食、接触の注意と対応の確認が重要です。特に皮膚や粘膜から吸収されたアレルゲンは消化の影響を受けないため、強い反応を起こすことがあるので気をつけます。

学校給食での対応

「学校給食における食物アレルギー指針」に明記されているように、基本的にはアレルギーがあっても給食は提供されます。除去食や学校での配慮が必要な場合は生活管理指導表に沿って対応をします。栄養教諭、給食主任、または養護教諭が中心となって、担任、管理職をはじめとした全職員や調理員等が学校でどのような対応ができるかを検討し判断します。保護者からの要望はもちろんですが、給食の作業工程、設備、給食センターの対応、校内の連携などあらゆる面から検討します。

学校用

Point!! 給食や調理実習、校外学習などで食物を扱う際の注意点を相談します。

表 学校生活管理指導表（アレルギー疾患用）

※この生活管理指導表は、学校の生活において特別な配慮や管理が必要となった場合に医師が作成するものです。

（出典：公益財団法人日本学校保健会ホームページ（2019））

緊急時に備えた処方薬

症状が出たときの対処法として、薬の使用も必ず確認します。
- 使用する場所、保管方法は？【保健室／自己管理など】
- 薬の種類は？【内服薬／自己注射／外用薬など】
- 使用のタイミングは？【症状の程度、状態】
- 使用後は？【保護者に連絡・引き取り／主治医に連絡／経過観察をしながら授業に参加／保健室で安静／救急車で搬送など】

原因食物・除去根拠

学校用は、園よりも項目が少ないのですが、甲殻類とナッツ類は児童で頻度が高いため、食品名も記載されています。給食でナッツ類が提供されなくても管理表に記入して提出してもらいます。

33

気管支ぜんそく

急性増悪（発作）時の対応

急性増悪とは、従来よりぜんそくの「発作」といわれていたものです。ガイドラインの改定で「急性増悪」に変更されましたが、使われている意味は同じです。

園用

14．果物類*・		（鶏肉・牛肉・豚肉・
15．その他（		（キウイ・バナナ・
	[＊は（ ）の中の該当する項目に○をするか具体的に記	

D．緊急時に備えた処方薬
　1．内服薬（抗ヒスタミン薬、ステロイド薬）
　2．アドレナリン自己注射薬「エピペン®」
　3．その他（　　　　　）

| 3．飼育動物等の制限 |
| 4．その他 |

	病型・治療		保育所での生活上の留意点		記載日
気管支ぜん息 （あり・なし）	A．症状のコントロール状態 　1．良好 　2．比較的良好 　3．不良	C．急性増悪（発作）治療薬 　1．ベータ刺激薬吸入 　2．ベータ刺激薬内服 　3．その他（ ）	A．寝具に関して 　1．管理不要 　2．防ダニシーツ等の使用 　3．その他の管理が必要（ ）	C．外遊び、運動に対する配慮 　1．管理不要 　2．管理必要 　　（管理内容： ）	年
					医師名
	B．長期管理薬 　　（短期追加治療薬を含む） 　1．ステロイド吸入薬 　　剤形： 　　投与量（日）： 　2．ロイコトリエン受容体拮抗薬 　3．DSCG吸入薬 　4．ベータ刺激薬（内服・貼付薬） 　5．その他（ ）	D．急性増悪（発作）時の対応 （自由記載）	B．動物との接触 　1．管理不要 　2．動物への反応が強いため不可 　　動物名（ ） 　3．飼育活動等の制限 （ ）	D．特記事項 （その他に特別な配慮や管理が必要な事項がある場合には、医師が保護者と相談のうえ記載。対応内容は保育所が保護者と相談のうえ決定）	医療機関名 電話

● 保育所における日常の取り組み及び緊急時の対応に活用するため、本表に記載された内容を保育所の職員及び消防機関・医療機関等と共有することに同意しますか。
　　・同意する
　　・同意しない　　　　　　　保護者氏名＿＿＿＿＿＿＿＿＿＿＿＿＿＿

出典：厚生労働省 保育所におけるアレルギー対応ガイドライン（2019年改訂版）

長期管理薬

3．DSCG吸入液：かつては予防の吸入として特に低年齢児で使われていましたが、ステロイド吸入液が使われるようになってからは長期管理薬としての使用頻度は激減しています。

4．ベータ刺激薬（気管支拡張薬）の貼付剤とは、ホクナリンテープ®などのことです。よく「せき止めのシール」といわれて頻用されています。2週間以内の使用が推奨されています。

園での薬の使用はどこまで？

通常の園生活では、内服薬の管理や投与をしないことが多いため、発作時に薬を使わなければいけない状況であれば、保護者のお迎えが要請されます。ただしお泊まり保育などの行事の際には、事前に使用するタイミングや方法などを十分に確認の上、ベータ刺激薬吸入や内服などが使われることもあります。

面談で確認しておくとよい内容

● 最近のコントロール状態（最終発作、救急受診や発作時に薬を使っているか）

● どのようなきっかけで発作が出やすいか？（運動、気温差、ほこりなどの誘因）

● 発作時の薬に関して（使うタイミング、自分で使えるか、保管場所など）

● 発作時の保護者への連絡手段や保護者に連絡がつかないときの病院への連絡方法（医療機関名、連絡先、診察券番号など）

● 運動や行事への参加に関して

などをくわしく確認します。

症状のコントロール状態について

ぜんそく症状のコントロール状態 (P.109) を把握することは、園・学校生活を楽しく安全に過ごす上でとても大切です。3. 不良に丸印がある場合は、ぜんそく発作が起こる可能性があると受け止め、発作時の対応や、運動・行事参加などに関して、保護者に確認して慎重な管理が必要になります。

学校で子どもが自ら薬を使用するときは？

冬場のマラソンなどで運動誘発ぜんそく (P.110) を防ぐために、学校で予防的にベータ刺激薬の吸入などを使用するときは、必ず担任の先生や養護教諭に報告するように取り決めます。

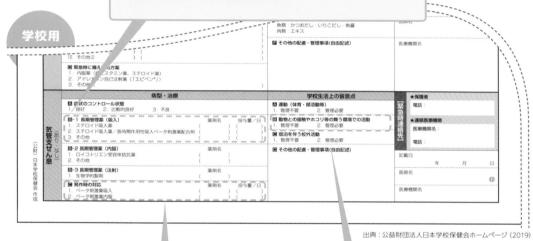

出典：公益財団法人日本学校保健会ホームページ (2019)

発作時の対応

まずはどの程度の発作かを観察します(P.99)。「強い発作のサイン」(P.101) がある場合は大発作が考えられるため、速やかに救急要請をしましょう。発作時の薬が処方されている場合は、救急搬送までの間に投薬します。歩かせると発作が悪化するので危険です。

気管支拡張薬（発作止め）の内服と吸入を常備している場合は、同時に使用しても大丈夫です。

「強い発作のサイン」ではなく、子ども自身で発作時の吸入や内服の自己管理ができたとしても、発作が起こったことや、どの薬を使用するかなどの情報は、必ず養護教諭、担任などに伝えることを徹底しておきます。

動物との接触やホコリ等の舞う環境での活動

掃除のほこりで発作が誘発される場合は、マスクの着用やほこりが立たない作業の係に変更することなどを配慮します。

アトピー性皮膚炎、アレルギー性結膜炎、アレルギー性鼻炎

　裏面には、園用、学校用ともに、アトピー性皮膚炎、アレルギー性結膜炎、アレルギー性鼻炎が配置されています。

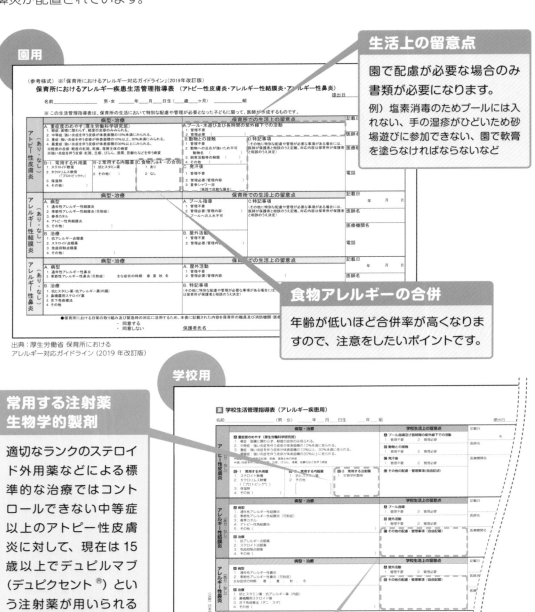

園用

出典：厚生労働省 保育所における
アレルギー対応ガイドライン（2019 年改訂版）

学校用

出典：公益財団法人
日本学校保健会ホームページ（2019）

生活上の留意点

園で配慮が必要な場合のみ書類が必要になります。

例）塩素消毒のためプールには入れない、手の湿疹がひどいため砂場遊びに参加できない、園で軟膏を塗らなければならないなど

食物アレルギーの合併

年齢が低いほど合併率が高くなりますので、注意をしたいポイントです。

常用する注射薬 生物学的製剤

適切なランクのステロイド外用薬などによる標準的な治療ではコントロールできない中等症以上のアトピー性皮膚炎に対して、現在は15歳以上でデュピルマブ（デュピクセント®）という注射薬が用いられることがあります（P.94）。

そのほかの配慮・確認事項

かなり重症な場合に限定されますが、制服が合わない、プール時のラッシュガードや発汗後のシャワーが必要、外用薬の持ち込みなどへの対応を確認しておきましょう。

第1章
食物アレルギー

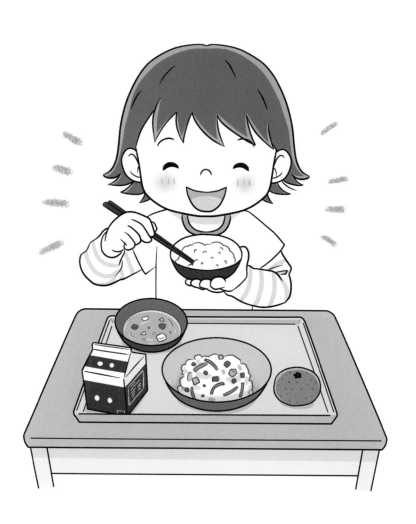

食物アレルギーの基礎知識

食物アレルギーの子どもは、近年増加傾向にありますが、決して新しい病気ではなく、食生活をはじめとする生活環境の変化に原因があるともいわれています。

病気の特徴

食物を摂取した後に、じんましん、嘔吐、呼吸困難などの症状が引き起こされることを「食物アレルギー」といいます。食物アレルギーの特徴は全身に症状が出現することにあります。

その反応は、症状が出現するまでの時間により、**即時型**と**遅発型**に分けられます。食物アレルギーの多くは、アレルゲン（食物抗原）が生体に入ってから２時間以内に発現する即時型であり、主に IgE 抗体の関与により発症します。

※遅発型とは？

即時型反応に引き続き６〜８時間後くらいに起こる反応。食物アレルギーで救急受診をして、反応が治まったのに入院して様子をみるのはこのためです。

発症の時期

食物アレルギーの多くは乳幼児期に発症し、成長とともにその頻度は減少します。

即時型食物アレルギー反応で受診した患者の年齢分布と原因食物の割合

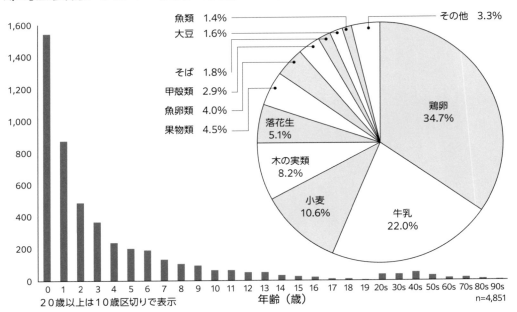

出典：金田悟郎　「平成 30 年度、食物アレルギーに関連する食品表示に関する調査研究事業報告書」国立病院機構相模原病院

食物アレルギーの分類

食物アレルギーの関与する乳児アトピー性皮膚炎

　乳児アトピー性皮膚炎に合併します。食物除去試験（経母乳除去試験）を行い、湿疹がきれいになるかをみることでも確認できます。原因食物の摂取によって、即時型症状を誘発することもありますが、すべての乳児アトピー性皮膚炎に食物が関与しているわけではありません。

> 発症年齢：
> 乳児期
> 頻度の高いアレルゲン：
> 鶏卵、乳、小麦など

即時型症状

　食物アレルギーの最も典型的なタイプで、アナフィラキシーやじんましんも含まれます。原因食物を摂取した後、通常2時間以内に症状が出ます。乳幼児期の3大アレルゲンは比較的耐性を獲得しやすいのですが、ナッツ類、魚卵や学童期以降の甲殻類、魚類、そば、果物は耐性を獲得しづらいのが特徴です。

> 発症年齢：
> 乳児期～成人期
> 頻度の高いアレルゲン：
> 乳幼児期は鶏卵、乳、小麦が3大アレルゲン（抗原）ですが、ナッツ類、魚卵（イクラ）も増えています。学童期以降では甲殻類、魚類、そば、果物、ナッツ類が多くみられます。

食物依存性運動誘発アナフィラキシー

　原因食物を摂取後、2～4時間以内に一定強度の運動をすることによって、アナフィラキシーが誘発されるのが特徴です。原因食物摂取から2時間以内に誘発されることが多く、感冒、睡眠不足や疲労などのストレス、月経前、非ステロイド性抗炎症薬服用、アルコール摂取や入浴なども発症の誘因となります。

> 発症年齢：
> 学童期～成人期
> 頻度の高いアレルゲン：
> 小麦、甲殻類など

→ P.70

口腔アレルギー症候群（OAS）

　食物摂取直後から、口唇・口腔・咽頭に、かゆみ、咽頭違和感、血管浮腫などの症状が現れます。花粉症に合併することが多いです。

> 発症年齢：
> 幼児期～成人期
> 頻度の高いアレルゲン：
> 果物や野菜など

→ P.68

消化管アレルギー

　皮膚症状はなく、嘔吐・下痢・血便などの消化器症状がみられます。IgE抗体が原因とならないことが多く、検査が難しいです。

> 発症年齢：
> 新生児期～乳幼児期
> 頻度の高いアレルゲン：
> ミルク、卵黄

〓 原因

食物に含まれているたんぱく質が原因となります。そのため、たんぱく質を含むすべての食物がアレルゲンとなりえます。

  鶏卵

即時型食物アレルギーの原因で最も多いのが鶏卵です。卵白はアレルゲンとなるたんぱく質（オボムコイドなど）を多く含み、卵黄より即時型アレルギーを起こしやすいのですが、6歳頃までには、60%程度耐性を獲得するといわれています。卵黄は消化管アレルギーの原因になることが報告されています。

  牛乳

牛乳たんぱくは、カゼインと乳性たんぱく質（ホエイ）に分けられ、最も強いアレルゲンはカゼインで、ホエイ中のβラクトアルブミンも主要な抗原です。5歳頃までに60%程度耐性獲得すると報告されていますが、学童期まで治らない場合はアナフィラキシーの原因となることも多く、注意が必要です。

  小麦

グルテン（水に溶けない、粘りけのもと）が主要なアレルゲンです。小麦も6歳で60%程度耐性を獲得します。学童期以降に起こりやすい食物依存性運動誘発アナフィラキシーの主要抗原は、グルテンタンパクの成分であるω−5グリアジンです。

 木の実類

クルミ、カシューナッツ、アーモンド、マカダミアナッツ、カカオ、など

特にクルミとカシューナッツによる即時型反応の救急受診が急増していて、アナフィラキシーの原因となることも多い食物です。3～6歳の新規発症の原因食物としては第1位で、耐性獲得率は低いと言われています。

 果物類

キウイフルーツ、バナナ、モモ、リンゴ、サクランボなど

バナナ、キウイフルーツなど幼少期から起こる果物アレルギーもありますが、花粉症がひどくなるとその花粉と似ているたんぱく質を持つ果物を特に生で食べると、口がかゆくなる、のどがイガイガするなどの口腔アレルギー症候群の形で発症することも多くみられます。

 落花生

アナフィラキシーを起こすことがある食物として知られています。マメ科で正確には「木の実」ではなく、「木の実」と同じと考えて除去する必要はありません。10歳頃までに20%程度は耐性獲得するという海外の報告から、最近では負荷試験も積極的に行われるようになっています。

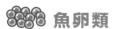 **魚卵類**

イクラ、タラコ

1〜6歳の新規発症アレルゲンとしては2位で、そのほとんどはイクラです。イクラは生で食べることが多く、アナフィラキシーも起こしやすいので注意が必要です。

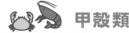 **甲殻類**

主要アレルゲンはトロポミオシンで、即時型反応以外にも学童期以降に食物依存性運動誘発アナフィラキシーとして発症することもあります。水溶性のたんぱく質のため耐性獲得率が低く、成人でも甲殻類アレルギーは多いです。

 **魚類**

サケ、サバ、ブリ、マグロ、アジ、シシャモ

主要アレルゲンはパルブアルブミンでほぼすべての魚に存在するため、複数の魚種に反応することが多いようです。サケ、タラなどの白身魚が原因になることが多く、いわゆる「青魚」はヒスタミン中毒がアレルギー反応と誤解されることがあります。

覚えておこう！ 仮性アレルゲン

　仮性アレルゲンとは、その食物自体にアレルギー反応のときと同じ化学物質が含まれているために、アレルギーと同じような症状が出る状態です。

　ホウレンソウ、ナス、タケノコなどのあくの強い野菜、鮮度の落ちた魚などが原因となることが多いです。一般的に、加熱やあく抜きをすることにより、大部分が食品中から失われますが、たくさん食べたり体調が悪かったりするときなどは症状が出やすくなりますので注意が必要です。

化学物質	含まれる食物
ヒスタミン	ホウレンソウ、トマト、ナス、エノキタケ、タケノコ、トウモロコシ、サバ、など
セロトニン	トマト、バナナ、パイナップル、キウイフルーツ など
アセチルコリン	トマト、ナス、タケノコ、ヤマイモ、サトイモ など
サリチル酸化合物	トマト、キュウリ、ジャガイモ、イチゴ、リンゴ、メロン など
トリメチルアミンオキサイド	カレイ、タラ、スズキ、イカ、エビ、カニ など
チラミン	チーズ、チョコレート、アボカド、バナナ、ナス、トマト など

食物アレルギーの症状と対応

食物アレルギーによる即時型の症状は、全身の臓器に起こりますが、重症な症状を見分けて、重症度に見合った適切な対応をすることが必要です。

症状

鼻の症状は呼吸器症状、口の症状は消化器症状に分類されることもあります。

皮膚・粘膜症状

即時型反応でみられる症状の約80%と、最も多い反応です。皮膚のかゆみや、赤み（紅斑）、じんましんなどがあります。粘膜とは、目や鼻、口にある湿った膜のことです。目の充血、まぶたの腫れ、くしゃみ、鼻水、鼻づまり、口の中や舌のイガイガ感、かゆみ、唇が腫れる、耳の奥のかゆみなどがあります。

呼吸器症状

まず軽い単発のせきから始まり、徐々にせき込んでゼーゼー、ヒューヒューぜんそく発作のように息苦しくなることもあります。また、**声がかすれる（嗄声）、犬がほえるようなせきをする、のどがしめつけられるように息苦しくなる**ときは注意が必要です。

消化器症状

気持ちが悪くなったり、吐いたり、腹痛や下痢がみられることがあります。**冷や汗が出るほど強い腹痛が続く、繰り返し吐く**場合もあります。

循環器症状

脈が速い、遅い、触れにくい、手足が冷たい、顔が青白い、唇や爪が紫色（チアノーゼ）、血圧低下などがみられるときはアナフィラキシー・アナフィラキシーショックのサインで緊急性があります。

Point!!

左記のうち太字の症状がある場合は緊急性があります。エピペン®を携帯している場合は使用します。またアナフィラキシー、アナフィラキシーショックに進展する可能性があるため、救急車を要請して医療機関を受診しましょう（P.18、48）。

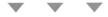

神経症状

元気がない、**座っていられず横になってしまう、不機嫌や興奮状態（不穏）**、ぐったり、意識がない、尿や便をもらすなど。

緊急度が高いアナフィラキシー
→ P.18～19

▼　　▼　　▼

さらに皮膚＋呼吸器のように2つ以上の臓器に症状がまたがり、どんどん症状がひどくなっていく状態が「**アナフィラキシー**」です。一般的にはアナフィラキシー＝アナフィラキシーショックと勘違いされることもありますが、アナフィラキシーショックとは、さらに血圧が下がってぐったりする、意識がもうろうとする、強い呼吸困難が起こるなど、急速に進行することがあり、命に関わる緊急性が高い状態のことをいいます。

最近では、アナフィラキシーの10～20％は皮膚症状がないことがわかってきました。そのため、皮膚症状がみられなくても前述のような血圧低下や呼吸困難（P.19）がある場合は、積極的にアナフィラキシーを疑うことも大切です。

Point!!

乳幼児の症状の観察と注意点
アレルゲンを摂取した後に突然不機嫌になり、最初はキーキー泣いて、かゆがって皮膚も真っ赤になっていたのが、ゲボッと吐いてぐったりして顔色が悪くなりウトウト寝てしまうような場合は、アナフィラキシーショックの可能性があります。救急車を要請して医療機関への受診が必要です。

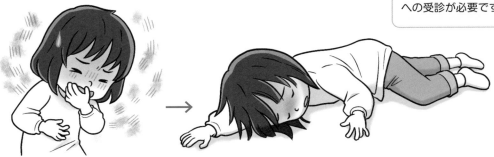

食物アレルギーの症状は、短時間で悪化していくことがあります。

皮膚からアレルゲンが侵入して起こる経皮感作

2011年に"旧茶のしずく石けん"で顔を洗っていた人が、次々に重篤な小麦によるアレルギーを起こして大事件となりました。原因は石けんに含まれていた小麦のグルテンタンパクを小さく分解（加水分解物）した成分で、元々はアレルギーがなかった人がアナフィラキシーや食物依存性運動誘発アナフィラキシーを起こしたのです。食物アレルギーは食べて発症するだけではなく、このように皮膚から侵入したアレルゲン（経皮感作）でも発症することがあります。

✤ 症状への対応

アレルゲンを知っておく

　誤って原因となる食物を食べたり、触れてしまったりしないように、子ども自身が自分のアレルゲンを知っておく必要があります。また、誤って触れたときにはがまんをしないで身近な人に伝えます。

> **MEMO**
>
> がまんをしていると症状が進行してしまうことがあります。

アレルゲンとなる食物を口に入れたときの対応

❶ 口から出します

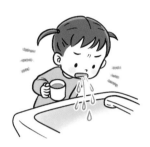

飲み込まないように吐き出して口の中を水ですすぎます。

❷ 様子をみます

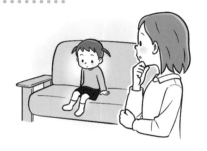

いつもと変わらないようであれば少し様子をみます。気持ちが悪くなる、口の中の粘膜が腫れるなど、ひどくなったときには病院へ行きます。

乳幼児・自分で吐き出すことができないとき

❶ 口に入れた食物を除去します

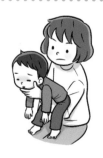

前腕か太ももにまたがらせて、片方の手であごをしっかりと支えます。

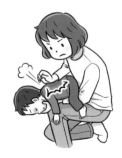

頭を下げて、肩甲骨の間を叩きます。

注意　意識がない場合には、吐かせる必要はありません。

アレルゲンとなる食物を手で触ったり顔についたりした場合

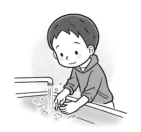

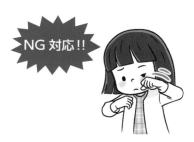

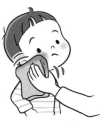

アレルゲンに触れたときには、すぐに流水で洗い流します。

アレルゲンをさわった手で目をこすらないように注意します。

ふきんなどで拭くとアレルゲンをぬり広げる可能性があります。

皮膚のかゆみ・赤み・じんましんが出たときの対応

❶ 処方されている薬（緊急臨時薬）を使います。

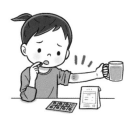

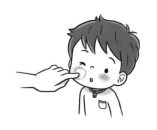

抗ヒスタミン薬（抗アレルギー薬）を内服します。

皮膚症状の悪化がみられるときには、ステロイド外用薬をうすくぬります。

❷ 安静にして症状を観察をします。

皮膚、粘膜症状に変化がみられない、またはひどくなってきたとき、ほかの症状が出たときには病院へ

せき込み、声が出にくい、呼吸困難、ぜん鳴、くり返す嘔吐、がまんできない腹痛、意識障害があってエピペン®が処方されている場合にはためらわずに使用します。

症状によっては救急車を要請します。

30分以内に症状がよくなったとき

そのまま様子をみます。

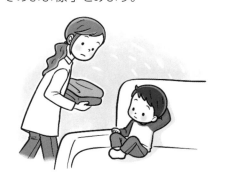

アナフィラキシーの基礎知識

アナフィラキシーとは、全身性の急性アレルギー反応です。通常、原因となるアレルゲンに暴露後15分から30分以内に症状が発現します。

＃ 症状

アナフィラキシーの初期症状としては、気分が悪くなる、口の中がしびれる、部分的なじんましんなどがあります。冷や汗、嘔吐、じんましんが全身に拡がり、ゼーゼーして苦しくなります。進行すると、複数の臓器に緊急性の高い症状が現れるため、急にぐったりしたり、意識がもうろうとしてきます。さらに進行して、血圧低下や意識障害などを引き起こした状態を、アナフィラキシーショックといいます。処置が遅れると命に関わる危険性もある重篤なアレルギー反応です。

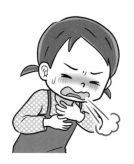
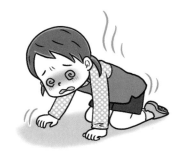

＃ 原因物質

❶食物

強いアナフィラキシーを起こす頻度が高い食物としては、そば、ピーナッツ・ナッツ類、卵、牛乳、小麦などがあります。その他、エビ、カニ、魚介類、キウイフルーツ、その他の果物など、人によって様々で、原因食物は多種多様です。

予防

原因となる食物やその加工品を食べない、触れない。原材料表示を必ず確認する。

❷薬物

ペニシリンなどの抗菌薬、アスピリンなどの解熱鎮痛薬のほか、検査に使われる造影剤や局所麻酔薬、血液製剤などでアナフィラキシーショックを起こすこともあります。

予防

アレルギー症状を起こしたことがある薬の名前は、市販薬を含めて正確に記録しておき、医師や薬剤師に伝えるようにします。

❸ハチ毒

ハチに刺されたときに、その部位から広い範囲に皮膚の腫れが広がり、数日間続くようなことがあると、再びハチに刺されたときにアナフィラキシーショックを起こすことがあります。できるだけ早く病院へ行きます。また、初めてのハチ刺され事故でも、大量のハチ毒が皮膚から入れば、アナフィラキシーショックを起こすことがあります。

アナフィラキシーショックは、通常ハチに刺されてから、15分以内に起こるといわれます。

ヒトを攻撃したり、刺されて問題となったりするハチは、スズメバチ、アシナガバチ、ミツバチなどです。ハチ刺され事故は8月をピークに、活動期の7～9月に集中して発生します。

予防

ハチの巣には近寄らない、ハチを刺激しない。

❹ラテックス（天然ゴム）

ゴムの樹からとれる樹液に含まれるたんぱく質によってもアレルギーが起こることがあります。ゴム手袋をしたときに、皮膚に症状がみられるのは、ゴム製品についているパウダーにラテックスが含まれており、接触や吸い込むことでの発作、ひどい場合にはアナフィラキシーショックを起こすことがあります。食物アレルギーや花粉症がある人に起こりやすいともいわれます。

予防

ラテックスが含まれているゴム製品を使わない、触れない。

❺その他

クラゲによる刺傷、ハムスター、ヘビ、ダニ、アリなどによる咬傷でもアナフィラキシーの報告があります。

パンケーキ症候群（ダニ）	開封後しばらく常温保存していたお好み焼き粉やホットケーキミックス粉などを使って調理したものを食べた際に、アナフィラキシーを起こす症例がときどきみられます。これは栄養豊富な粉で繁殖したダニを大量に経口摂取することによって起こるアレルギー反応です。元々ダニによる通年性のアレルギー性鼻炎やぜんそくを持っている場合に起こりやすく、コナヒョウヒダニが原因となることが最も多いです。そのため、お好み焼き粉などは開封後なるべく早く使い切るようにし、保存する場合は密封容器に入れて冷蔵庫でダニが繁殖しないようにしましょう。

アナフィラキシーへの対応

　アナフィラキシーには、すぐに手当が必要です。まずは原因を取り除き、足を上げて寝かせて、気道を確保するなどの応急手当をします。慌てず救急車と協力者を呼んで、積極的にエピペン®を使いましょう。

緊急性の高いアレルギー症状がみられたら

❶全身の様子、反応を、呼吸を確認（アナフィラキシーの見極め）

　じんましんや赤みなどの皮膚症状がないか、呼吸はどうか、苦しそうにしていないか、呼びかけに反応するかなどを確認します。反応がなく、普段通りの呼吸をしていない場合には、すぐに心肺蘇生を開始します。以下のうち、いずれかひとつでも症状が当てはまればアナフィラキシーを疑います。

緊急性が高いアレルギー症状

全身の症状	呼吸器の症状	消化器の症状
● ぐったりしている ● 意識がもうろうとしている ● 脈が不規則、触れにくい ● 唇や爪が青白い ● 尿や便をもらす	● のどや胸がしめ付けられる ● 息がしづらい ● 声がかすれる ● 犬がほえるようなせきをする ● 強いせき込みを繰り返す ● ゼーゼーする呼吸をしている	● 嘔吐を繰り返す ● がまんできない腹痛

ぜんそく発作と同じような状態になります

❷ 緊急臨時薬 があり、内服可能ならば飲ませます。

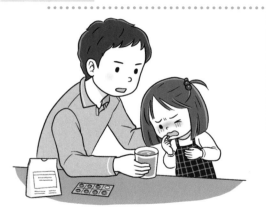

● 抗ヒスタミン薬
● ステロイド
● 気管支拡張薬の吸入　　など

❸エピペン®の使用（P.50 参照）

緊急性が高い場合、 迷ったとき にはエピペン®を使用します。

（P.50 参照）

❹ショック体位（足を挙上）で安静にします。

　ぐったりしている場合は血圧が下がっている可能性があるので、仰向けにして足を 15 〜 30cm 高くします（ショック体位）。吐き気があるときは顔を横に向かせ、吐物で窒息しないように気をつけます。

❺救急車の要請

　エピペン®を使用したとき、緊急性が高いアナフィラキシーと判断したときには、救急車を要請します。

Point!!

119番通報でつながった通信指令員の指示も受けながら、救急車の到着を待ちます（適切な応急手当を教えてくれます）。

❻意識（反応）がなく、呼吸をしていないときには心肺蘇生を行い、必要に応じて AED を使用します。

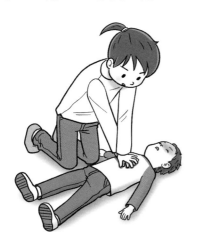
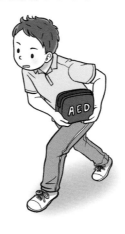

❼子どもから目を離さず、状態を記録します。

　意識や呼吸の状態、内服薬、エピペン®を使用した時間と、症状、嘔吐やじんましんの状態なども記録します。生活管理指導表や使用した薬などの情報も準備をします。 保護者への連絡 なども役割分担して行います。

いつ頃来られるか、搬送先の病院に直接来てもらうなどを確認します

アドレナリン自己注射薬（エピペン®）の使い方

アドレナリン自己注射薬（エピペン®）の筋肉注射は、アナフィラキシーショックの第一選択薬です。エピペン®が処方されている子どもで、緊急性が高い症状が出た場合やアナフィラキシーショック（P.18 ～ 19）を疑う場合には、迷わず使用します。

エピペン®の使用手順

❶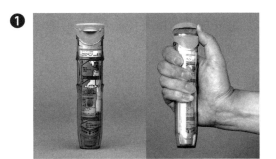

携帯用ケースから、エピペン®を取り出すときは、カバーキャップを指で押し開けます。

❷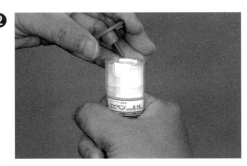

利き手で持ち、反対の手で青い安全キャップを外します。

❸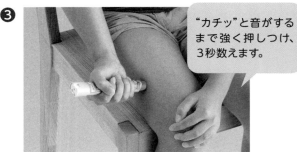

"カチッ"と音がするまで強く押しつけ、3秒数えます。

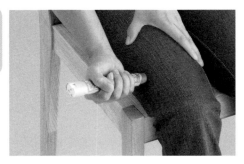

オレンジ色の先端を、膝と太ももの付け根の真ん中より上に、垂直に当てます。

緊急の場合には、衣服の上からでも注射できます。

❹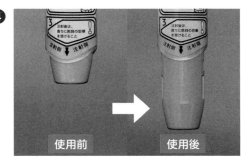

使用前　使用後

注射後、オレンジ色のニードルカバーが伸びているかを確認します。

❺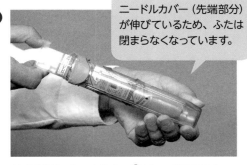

ニードルカバー（先端部分）が伸びているため、ふたは閉まらなくなっています。

使用済みのエピペン®は、携帯用ケースに戻します。

✛ エピペン® を使うときに注意すること

　エピペン® は、血圧を上げ、呼吸を楽にする薬です。アレルギーを抑える効果はありませんので、緊急臨時薬として抗ヒスタミン薬（抗アレルギー薬）が処方されている場合は、アレルギー反応が軽い段階で内服させます。また、エピペン® の持続時間は短い（15〜20分）ので適切なタイミング（P.48 表）での使用と、早めの救急要請が大切です。

大人が介助して注射するとき

患児がじっとしていられる場合

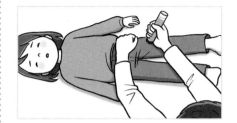 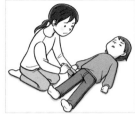

片方の手を腰骨に当てて、「打つよ」と声をかけて注射します。

この向きではうまく力が入らず、注射しづらいので注意が必要です。

患児が暴れてしまう場合

（介助者が1人のとき）

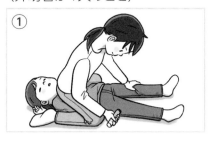 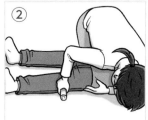

顔にお尻を向けて馬乗りにまたがり、介助者の足で子どもの両腕を押さえて、利き手側の太ももの前外側に（①）、または上体を抱え込んで（②）注射します。

（介助者が2人いるとき）

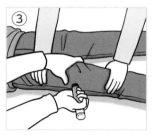 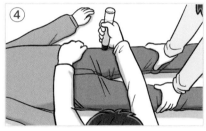

介助者の1人が太ももの付け根と膝をしっかり押さえて動かないように固定する（③）か、両膝をしっかり固定（④）してから、もう1人が注射します。

食物アレルギー 診断への手順

食物アレルギーは、正しい診断に基づいた原因となる食物を必要最小限に除去することが基本です。勝手に判断しないよう、必ず病院へ行きましょう。

病院で聞かれること（問診）

状況や対応の説明

● いつ、どこで、何を、どのくらいの量の食物を
食べたら、何分（時間）後に、どこに、どのような
反応が出たか（画像があるとなおよい）

● どうしたら（薬を飲んだら、ぬったら）どのく
らいの時間で消えたか

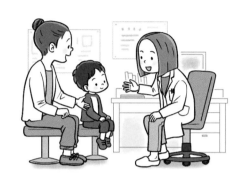

そのほか

● 今までかかったことのある病気について（検査をしたことが
あれば、そのデータ）

● 家族にアレルギーの人（ぜんそく、アトピー性皮膚炎、花粉症、
食物アレルギー、じんましん）はいるのか

● 家や実家で動物を飼っているか、寝具（布団、ベット）、枕の
中身（ソバガラ、パイプビーズ、綿など）

● 市販品、加工品で反応が出た場合には、パッケージや原材
料表示の画像や現物を持参します。

食物アレルギー日誌

原因となる食物を特定するために、食物日誌をつけましょう。朝、昼、晩の食事や間食、飲み物など毎日食べたり飲んだりしたものと、体調の変化、症状などを記入します。食事については、使用した食材や調味料なども書きます。そのほかにも気づいた点があれば記入し、気になることは主治医の先生に相談をします。

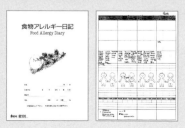

食物アレルギー日誌は、
原因食物（アレルゲン）を
探すのに役立ちます！

食物アレルギー 診断のフローチャート

　食物アレルギーの症状が出た場合、またはアトピー性皮膚炎やひどい乳児湿疹、アレルギーの家族歴があり検査を目的に受診すると、以下のような流れになります。

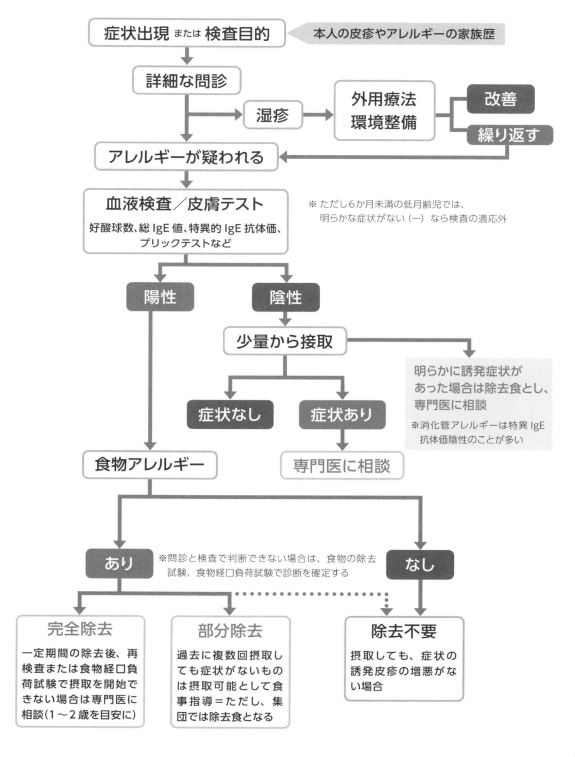

症状出現 または 検査目的 ◀ 本人の皮疹やアレルギーの家族歴

詳細な問診

湿疹 → 外用療法 環境整備 → 改善 / 繰り返す

アレルギーが疑われる

血液検査／皮膚テスト
好酸球数、総 IgE 値、特異的 IgE 抗体価、プリックテストなど

※ ただし6か月未満の低月齢児では、明らかな症状がない（－）なら検査の適応外

陽性　　陰性

少量から接取

明らかに誘発症状が
あった場合は除去食とし、
専門医に相談
※消化管アレルギーは特異 IgE
抗体価陰性のことが多い

症状なし　　症状あり

食物アレルギー　　専門医に相談

あり　※問診と検査で判断できない場合は、食物の除去試験、食物経口負荷試験で診断を確定する　なし

完全除去
一定期間の除去後、再検査または食物経口負荷試験で摂取を開始できない場合は専門医に相談（1〜2歳を目安に）

部分除去
過去に複数回摂取しても症状がないものは摂取可能として食事指導＝ただし、集団では除去食となる

除去不要
摂取しても、症状の誘発皮疹の増悪がない場合

アレルギーの検査

アレルゲン（抗原）を調べる方法には、血液検査や皮膚テストがあります。食物アレルギーにおいては、血液検査は確定診断ではなく、食物除去試験と食物経口負荷試験が確定診断になります。

血液検査

採血をして、血液中に含まれる IgE 抗体量を測定します。

非特異的 IgE 抗体（総 IgE 値）

アレルギー体質の指標になります。生まれてすぐにはまだ反応がみられず、生後6か月頃から徐々に上昇します。年齢によって正常の上限値が異なりますが、成人では170IU/ml くらいが上限です。この値が高いと、アレルギー体質が強い可能性があります。

特異的 IgE 抗体

アレルギーの原因（アレルゲン）を調べるための検査です。卵白の IgE 抗体、ダニの IgE 抗体など、アレルゲンごとの IgE 抗体の量（測定値）を調べます。イムノキャップ法、アラスタット 3gAllergy、マスト法などいろ

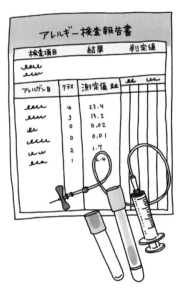

いろな検査方法があり、それぞれ測定値の単位が異なるため単純に比較はできません。検査結果をわかりやすくするために、測定値を 0 ～ 6 の 7 段階にクラス分けしています。（0：陰性、1：擬陽性、2 ～ 6：陽性）クラスが高いほど、アレルゲンである可能性が高くかつ強い症状を起こす可能性がありますが、この検査だけで食物アレルギーを確定することはできません。

食物経口負荷試験 → P.56

アレルゲンと思われる食物を実際に食べてみて、アレルギー症状が出るかを調べる検査です。検査の目的は ①原因食物であるかの確定 ②安全に摂取できる量の決定 ③耐性獲得の確認 の 3 つがあります。

皮膚テスト

皮膚の表面に直接アレルゲンを接触させて反応をみる検査です。

❶プリックテスト

即時型アレルギーのアレルゲンを検査するための代表的な皮膚テストです。先端が二股に分かれた、バイファケーションニードルという金属の棒を皮膚に押しつけて、既製のアレルゲンを含んだ液体（抗原エキス）を滴下して検査を行います。

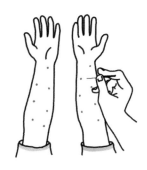

既製の抗原エキスがない場合は、実際の食物を持参してもらい、まず金属の棒を食物に刺して、それを皮膚に押しつけること（プリック to プリックテスト）により、どのような食物も検査をすることができます。判定時間は15 ～ 20 分と短いため、検査をした日に結果がわかります。また、実際に反応をみることができるのも利点です。

❷パッチテスト

主に遅延型アレルギーや、接触皮膚炎、薬物アレルギーを調べるために用います。アレルゲンを含んだ液体を皮膚につけて、シールで密封して反応をみます。パッチテストは、子どもの皮膚が薄いこと、24 時間貼り続けるのが大変かつ評価が難しいことからあまり使われていません。

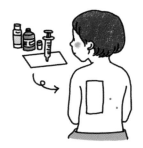

食物除去試験

原因と思われる食物の摂取をやめて、その食物がアレルギーの原因になっているのかを調べる検査です。

湿疹やアトピー性皮膚炎がみられる場合、普段摂取しているものが原因のことがあります。その際、1 週間程度原因食物や、その含有量の多い加工品を除去してみます。軟膏を変えなくても湿疹がきれいになった場合は、その食物がアレルギーの原因になっていることが推定されます。判定は 1 週間程度で行い、変化が無いときは不要な除去はしません。母親の摂取した食物が、母乳を通じて（母乳は血液からできているため）アレルギーの原因になることもあるので、経母乳除去試験診断には有効です。

食物経口負荷試験 (OFC：Oral Food Challenge)

　食物経口負荷試験とは、除去する食物とその量を特定するために、適切な量の負荷食物を、単回または数回に分けて食べて検査をします。重篤な症状への対応ができる専門の医療機関で、食物経口負荷試験に慣れた医師から受けます。

食物経口負荷試験の目的

❶「何が原因なの?」

　原因食物を診断する：①血液検査で、特異的 IgE 抗体が陽性なので、除去しているが、未摂取のため本当にアレルギーがあるかわからない ②通常の外用薬治療でもアトピー性皮膚炎が改善せずに食物アレルギーの関与が疑われる ③即時型反応を起こした などの場合は、原因として疑われた食物を特定するために行われます。

❷「何をどのくらいまでなら、食べてもいい?」

　安全に摂取できる量の決定：原因食物であることはわかっているが、一定期間の除去食をした、または今まで少量なら食べたことがある食物を、無症状で食べることができる量（少量～中等量）を正確に知りたいとき。

❸「もう気にしないで食べてもいい?」

　耐性獲得の確認：年齢相当の１回摂取量（日常摂取量）を問題なく摂取できるかを確認します。

食物経口負荷試験の時期

　食物アレルギーが関係するアトピー性皮膚炎がある場合など、保護者の勝手な判断により、不適切な除去食が長期間続くと栄養障害などを起こして、低身長や便秘などにつながり、子どもの成長に影響が出ることがあります。よって原因を特定するための始めての食物経口負荷試験は、遅くとも２歳くらいまでに受けるとよいでしょう。

　食物依存性運動誘発アナフィラキシーを起こした場合には、食物経口負荷試験を推奨されることがあります。

> **Point!!**
>
> 重症化などのリスクが高い場合には、入院して行います。

‖‖ 食物経口負荷試験の流れ

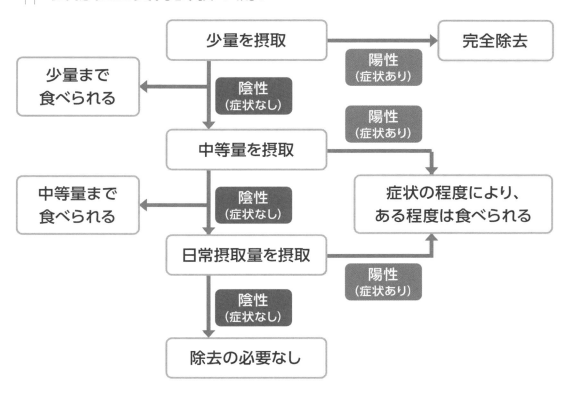

食物経口負荷試験の方法（鶏卵）1歳頃に行う場合

　食物経口負荷試験の目的、過去のアレルギー反応の重症度、年齢などにより、方法（分割法、単回法）、負荷量（図中の量は例）や負荷食材はそれぞれの子どもに合わせて設定します。

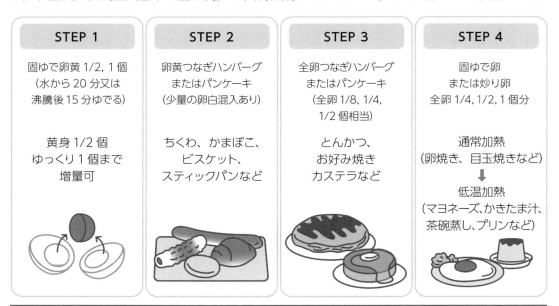

STEP 1	STEP 2	STEP 3	STEP 4
固ゆで卵黄 1/2, 1 個（水から 20 分又は沸騰後 15 分ゆでる）　黄身 1/2 個ゆっくり 1 個まで増量可	卵黄つなぎハンバーグまたはパンケーキ（少量の卵白混入あり）　ちくわ、かまぼこ、ビスケット、スティックパンなど	全卵つなぎハンバーグまたはパンケーキ（全卵 1/8, 1/4, 1/2 個相当）　とんかつ、お好み焼きカステラなど	固ゆで卵または炒り卵全卵 1/4, 1/2, 1 個分　通常加熱（卵焼き、目玉焼きなど）↓低温加熱（マヨネーズ、かきたま汁、茶碗蒸し、プリンなど）

食物経口負荷試験が陰性の場合、加工品も利用して食事指導を行い、おなかを慣らしていきます

除去食療法

　除去食は、症状を起こさせないために医師の指示のもと必要最小限で行います。定期的に検査（血液・皮膚テスト）や食物経口負荷試験を行い、適切な時期に除去食の解除をすすめましょう。自己判断で除去してはいけません。

正しい診断に基づいた最低限の除去

❶症状の出ない程度に食べる

　アナフィラキシーや強い即時型の反応が起こった場合は、一定期間そのアレルゲンが含まれている食物をすべて完全除去にすることもあります。しかし、以前食べても症状が誘発されなかった"実績のある"ものまで除去する必要はありません。症状の出ない程度に食べ続けることで腸の機能は育ち、治っていく早道につながります。

　医師、管理栄養士から栄養指導、代替食の情報提供を受けて、身長、体重をチェックしながら定期的に除去食の見直し（診察と検査）をすることが必要です。除去食療法は、漫然と続けてはいけません。

除去食を行うときに注意したいこと　　[注意] 必ず医師の指示に従います

POINT 1
食べると症状が出る食物だけを除去する

POINT 2
「心配だから」といった判断で食べない選択をしない

POINT 3
"食べられる範囲"までは、積極的に食べる

除去の必要がないことが多い調味料など

アレルギー	除去不要の食品	アレルギー	去不要の食品
鶏卵	卵殻カルシウム、鶏肉、魚卵	魚	かつおだし、いりこだし
牛乳	乳糖、牛肉、乳化剤	肉類	エキス
大豆	大豆油、醤油、味噌、緑豆もやし	小麦	しょう油、酢、麦茶
		ゴマ	ゴマ油

❷食物の特徴を知っておく

　加熱や調理法によって、抗原の強さ(アレルギーの起こしやすさ)が変わります。アレルゲンとなる食物の特徴を知ることで、食べていいものを知ることにつながります。

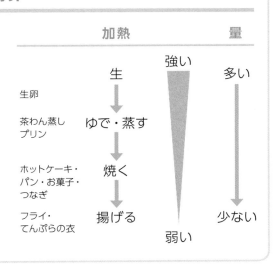

🥚 鶏卵

　高温で長時間加熱すると、抗原性が低下します。しかし、調理法（攪拌して加熱する炒り卵、ゆで卵のようにそのまま凝固させる場合など）や、一緒に使う食材の組み合わせ（鶏卵＋小麦粉、鶏卵＋片栗粉など）により低アレルゲン化の程度は異なりますので注意が必要です。鶏卵を使用しない調理は比較的容易で、つなぎは小麦粉や馬鈴薯澱粉（片栗粉）などを使います。

	加熱		量
生卵	生	強い	多い
茶わん蒸し プリン	ゆで・蒸す		
ホットケーキ・ パン・お菓子・ つなぎ	焼く		
フライ・ てんぷらの衣	揚げる	弱い	少ない

🌾 小麦

　小麦は加熱による低アレルゲン化はほとんど起こりません。

果物・野菜

　生では食べられなくても加熱によってたんぱく質が変性するためジャムやケチャップ、果汁などは摂取できることがあります。

牛乳

　鶏卵のように加熱による低アレルゲン化はほとんど期待できません。牛乳を沸騰させてできた膜（脂肪とたんぱく質の固まり）を除去すれば多少たんぱく量が少なくなる程度です。

❸代替食品

　偏った除去は、発育に影響が出ます。除去食を行う場合、除去する食物の栄養素がどのようなもので補えるかの情報を知り、バランスのよい食事をとります。

　医師と管理栄養士の指導を受けて、除去している食品から不足する栄養素を補いましょう。

> **考えられる発達への影響**
> ● 体重増加不良
> ● 低身長
> ● 運動発達遅滞
> ● 貧血
> ● ビタミンD欠乏症、くる病

　鶏卵を除去する場合、たんぱく質の補充が必要です。代替として肉、魚や豆腐・納豆などの大豆製品、乳製品を利用します。

鶏卵に替わるたんぱく質を含む食品

鶏卵1個約50g中のたんぱく質＝約6gとして換算

カレイ 35g

サケ 30g

木綿豆腐 約85g

ちくわ 40g

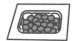

納豆 40g（1パック）

牛肉（赤身）約30g

鶏肉 約30g

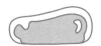

豚肉（赤身・ロース）約30g

> **Point!!**
> 市販のおやつでも最近は鶏卵を使用していない、クッキーやビスケットがあります。ホットケーキミックス粉でも、鶏卵を使わないものも出ています。食品表示を確認してみましょう。

食事は"おいしく、楽しく"が大切です！

　除去食をしているために栄養を気にしすぎて、毎回食材の重さを厳密に測ったりする必要は全くありません。実際、アレルギーを持つ保護者とのやりとりでも、「うちではいつも3個100円くらいで売っている1個150gの小さめの豆腐を使っています」というお母さんがいたら、「そのサイズだと卵1個と同じくらいのたんぱく質は、絹豆腐は3/4個、木綿豆腐では1/3個くらいですね！」と大まかな目安を伝えています。わからないことや困ったことは、ひとりで悩まず主治医の先生や、栄養士さんに相談してみましょう。

牛乳は、たんぱく質とカルシウムの代替が必要です。たんぱく質は鶏卵同様他の代替食が豊富なため比較的容易ですが、カルシウムは豆腐、シラスやシシャモなどの小魚、コマツナなどあまり食品が多くないため不足しないよう気をつける必要があります。

乳児、低年齢幼児で人工乳が必要な場合は、牛乳アレルゲン除去調製乳（アレルギー用ミルク）で代替します。大豆乳は一般的には使いません。

※牛乳アレルギー用ミルク

牛乳のたんぱく質を加水分解して分子量を小さくすることによりアレルギーを起こしづらくしたものと、全て人工的に作ったアミノ酸からできたアミノ酸乳があります。いずれも通常のミルクと比べて独特な風味と味があります。

牛乳 180ml に替わるカルシウムを含む食品

牛乳コップ1杯 180ml 中のカルシウム＝200mg で換算

木綿豆腐 210g

ごま 18g(約大さじ3杯)

干しひじき 20g

シラス干し 40g

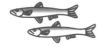
ワカサギ 45g
シシャモ 60g

コマツナ 120g

小麦は、パン、うどん、パスタや中華麺など主食として使うことが多いため、主食を米飯、雑穀にしたり米粉や小麦以外の粉を使ったパンや麺などにします。

乳幼児の場合、小麦のグルテンたんぱくがアレルゲンとなっていることが多いため、グルテン含有量の多い強力粉で作った食品は、グルテン含有量の少ない薄力粉で作った食品よりアレルギーを起こしやすいです。お麸は煮ると柔らかく離乳食の食材として使いやすいのですが、グルテンの含有量が非常に多いので注意しましょう。

参考資料：文部科学省食品成分データベース　https://fooddb.mext.go.jp

除去食の解除と注意点

　鶏卵、乳、小麦などによる子どもの食物アレルギーは、小学生になるまでに60%程度は耐性ができて、改善していきます。いつまでも無制限に除去食療法を続けるのではなく、負荷試験や血液検査の経過をみながら除去食を解除します。

除去食の解除に向けて

除去食解除の判断と目安

● 症状の誘発が消失したとき（誤食、経母乳、接触など）
● 年齢
● 一定の除去観察期間を経て再度行った検査結果の推移
● 集団生活の有無などの環境

これらを総合的に判断して決めますが、できるだけ
幼児期早期が望ましい。

❶離乳食を遅らせる必要はありません

　除去食を解除するには、まず通常の離乳食、食事が軌道にのっていることが必要です。

　その子の**アレルゲンとなる食物以外**は、通常の月齢（5～6か月）から始めます。ただし、マニュアル通りに、おもゆ→おかゆ→野菜ペースト→豆腐(植物性たんぱく質)→白身魚, 鶏ささみ(動物性たんぱく質)とアレルギーを起こすことが少ないものからすすめていきます。

❷湿疹のケアはしっかり行います

　顔（特に口周囲）や手の湿疹は、離乳食開始前に治療をします。湿疹がある状態で離乳食を始めると、食物アレルギーの診断がつきにくい場合があります。

❸積極的な除去食の解除を

食物アレルギーが治る（耐性を獲得する）には、消化機能の発達、免疫系の成熟などが関わっています。

乳児期から除去食をしている子どもは、1歳前後からこれらの機能が備わってくるため、多くは成長とともに治ります。定期的に診断を受けて、積極的な除去解除ができるようにします。

血液検査が陽性で除去食を導入している場合

アトピー性皮膚炎の乳児では、過去に摂取歴、摂取による誘発症状がなくても、血液検査で特異的 IgE 抗体が陽性の場合、食物経口負荷試験をせずに除去食が導入され、除去解除が遅れることもよくみられます。湿疹が軽快し、離乳食が順調に進んでいれば、医師に相談して（必要に応じ負荷試験を行い）、積極的に除去解除をすすめます。

即時型反応が出現して除去食を行っている場合

過去に症状があって除去食を指導された子どもでも、長く除去を続けるのではなく、アレルギー反応の程度、アレルギー検査結果の推移などから医師と相談の上除去食の解除を検討します。

❹体調が悪いときに注意

熱や下痢などがあり体調が悪いとき、花粉症の症状が出ているとき、食べてすぐの入浴や、2時間以内に激しい運動をしたときなどは、アレルギー反応が出やすくなるので注意が必要です。

❺病院で食物経口負荷試験を行って安全な摂取量を確認した後、自宅でも少しずつすすめる

必ず病院で食物経口負荷試験を受けてから、調理法や量の目標を決め、定期的に受診してすすみ具合や副反応の有無を確認します。

日常生活での注意❶ 加工食品の表示

食物アレルギーの予防は、原因となる食物を避けることです。間違えて食べることがないように、表示の見方を覚えて、自分で避けるようにすることが大切です。

自分自身で表示を確認する

小学校に通い始めると行動範囲が広がります。子どもでも食物アレルギーの予防のため、自己管理が必要になってきます。

そのひとつの方法として、容器包装された食品に関しては、アレルギーを起こしやすい食品の表示が義務づけられていますので、その見方や成分の確認方法を指導し、アレルギーの原因となっている食品を避けるようにします。

表示される原材料は28品目

食物アレルギーの頻度が高い、重い症状が出る可能性がある8品目は、表示義務がありますので、必ず表示されます。また、そのほか表示義務ではないものの、推奨されているものが20品目あります。

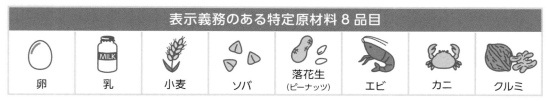

表示義務のある特定原材料8品目							
卵	乳	小麦	ソバ	落花生（ピーナッツ）	エビ	カニ	クルミ

特定原材料に準ずるもの　推奨20品目					
アーモンド	アワビ	イカ	イクラ	オレンジ	キウイフルーツ	牛肉
サケ	サバ	大豆	鶏肉	豚肉	マツタケ	モモ
ヤマイモ	リンゴ	ゼラチン	バナナ	カシューナッツ	ごま

「食品表示法」に基づく食品表示基準（2023）より

覚えておきたい表示例

アレルゲンを避けるためにも、表示の見方を覚えておきましょう。

❶個別で表示される場合

個々の原材料ごとに（〜を含む、〜由来）と表示されます。

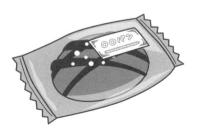

例）

名称：洋菓子
原材料名：小麦粉、砂糖、植物油脂（大豆油を含む）、鶏卵、アーモンド、バター、異性化液糖、脱脂粉乳、洋酒、でん粉／ソルビトール、膨張剤、香料（乳成分・卵を含む）、乳化剤（大豆由来）、着色料（カラメル、カロチン）、酸化防止剤（ビタミンE、ビタミンC）

※ 個別表示でも重複する特定原材料等は省略される場合があります。添加物に含まれるアレルギー物質も表示されています。

❷まとめて表示される場合

原材料名の最後にまとめて一括で表示されます。

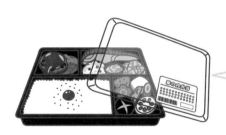

例）市販のお弁当

名称：幕の内弁当
原材料名：ご飯、野菜かき揚げ、ハンバーグ、煮物（里芋、人参、ごぼう、その他）、焼鮭、スパゲッティ、ポテトサラダ、大根刻み漬け、付け合わせ、調味料（アミノ酸等）／ph調整剤、グリシン、着色料（カラメル）、香料、甘味料（甘草）、保存料（ソルビン酸K）、一部に（小麦・卵・大豆・牛肉を含む）

❸表示が省略されている場合

同じアレルギー物質が何度も出てくるときには、省略されることがあります。

名称：シュークリーム
原材料名：卵、牛乳、砂糖、小麦粉、コーンスターチ、でんぷん、大豆油、食塩
※フラワーペーストとでんぷんの「小麦」は2回出てくるため省略されています

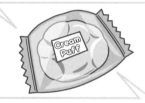

省略しない表示例では

原材料名：フラワーペースト（小麦粉、コーンスターチ、砂糖、大豆油）、卵、牛乳、砂糖、小麦粉、でんぷん（小麦粉）、食塩

表示を見るときに注意すること

- 表示対象となっている品目（アレルギー物質）は現在28品目あります。その中でも20品目は表示が義務づけられているのではなく、すすめられているものなので、表示されていない場合があります。
- 店頭での量り売り、その場で包装されるもの、注文を受けてから作られるもの、レストランのような飲食店のメニューなどには必ずしも表示がありませんので注意します。
- 容器包装の表示面積が30㎠以下であっても、アレルゲンの表示が省略できません。
- 原材料表示欄外に、注意喚起が記載されている食品もあります。
- アレルギー物質の表示は、ほかの表示より文字を大きくしたり、文字の色を変えることができるようになっています。
- 「〇〇は使用していません」は、必ずしも原材料に「〇〇が含まれていない」ことを意味するものではありません。製造過程で混入する可能性もあります。間違いを防ぐために、「〇〇を含む製品と共通の設備で製造しています」などと記入されている食品もありますので注意が必要です。
- 表示がわかりにくいときには、問い合わせましょう。

鶏卵・乳・小麦　表示確認でのポイント

　特定原材料表示義務がある食材です。加工品の場合は、購入または口にする前に、必ず食品表示を確認しましょう。

●鶏卵

　かまぼこ、ちくわなどの練り製品、クッキーやケーキといった洋菓子など多くのものに含まれます。

鶏卵を含む加工食品

アイスクリーム、ヨーグルト、プリン、茶碗蒸し、かきたま汁、マヨネーズ、ケーキ、バームクーヘン、カステラ、パンケーキ、ハンバーグ、フライ、ドーナツ、中華麺、バターロール、パン、クッキー、ちくわ、ハム、ウィンナー、練り製品（はんぺんなど）、コンソメスープの素 ほか

●牛乳

　「乳糖」は顆粒だしや粉薬の量を調整する賦形剤などにも広く使われています。乳たんぱくの混入程度が微量なため、乳アレルギーでも使えることが多いのですが、それに対して、『カゼイン、カゼインナトリウム』や『ホエイ、ホエイパウダー』は乳タンパクが多く含まれます。"乳化剤"（卵黄、大豆などから）、"乳酸カルシウム・乳酸ナトリウム"（乳タンパクとは無関係な化学物質）、"乳酸菌"（菌の名前）は、乳という文字が入りますが、牛乳アレルギーでも使用できます。ただし、『乳酸菌飲料』は乳製品を乳酸菌で発酵させた飲料で牛乳たんぱく質が含まれるため、注意が必要です。

牛乳を含む加工食品

グラタン（生クリーム、牛乳、チーズ）、ピザ、ヨーグルト、チーズ、アイスクリーム、プリン、クリームシチュー、コーヒー牛乳、フルーツ牛乳、コーンスープ、インスタントカップスープ、チョコレート、乳酸菌飲料、バターロール、食パン、ハム、バター ほか

●小麦

　特定原材料表示義務のある食品ですが、小麦以外の麦類は表示の対象外です。小麦は他の麦類（大麦、ライ麦など）と交差抗原性があるために注意が必要です。大麦で作られる麦茶はたんぱく質が少ないため飲めることが多いですが、主治医の先生に相談します。

小麦を含む加工食品

パン、うどん、パスタ、マカロニ、中華麺、餃子や春巻の皮、お好み焼き、たこ焼き、麩、揚げ物（天ぷら、とんかつ）、フライ、シチューやカレーのルゥ、洋菓子類（ケーキなど）、和菓子、練り製品（かまぼこ、ちくわ）、日本そば ほか

日常生活での注意❷ 外食

　食物アレルギー児にとって、ほかの子と同じように外食をすることは夢や憧れですが、気をつけていてもアレルギー反応が起こることもあり、慎重な準備が必要です。

アレルギー対応のお店選び

　インターネット上でメニューのアレルギー成分表示がみられることも多くなってきましたが、その場合でも、事前に電話やメール、ホームページからのお問い合わせなどでアレルギーの対応が可能であるかを確認しておきましょう。以前利用して大丈夫だったお店でも、原材料を変更する可能性がありますので、利用直前に再度確認することが大切です。

　そして、お店選びも大切です。明らかにアレルゲンとなる食材を多く扱う店（鶏卵アレルギーがあるのにオムレツ専門店、イクラと甲殻類のアレルギーがあるのに寿司屋など）は避けます。特にアナフィラキシーなどの強いアレルギー反応の既往がある子どもの場合は、手打ちうどんやソバなどの粉が舞う環境や、ゆで釜、揚げ油での混入も含めてより慎重に対応することが必要です。さらに子どもにアレルゲンのあるものを食べさせていなくても、反応が出る場合があります。例えば乳幼児を膝の上に前向きに抱っこしているときに、子どもがテーブルをなめたり、手で触って目をこすったりすることでそれらに付いていたアレルゲンにより、反応が誘発される場合もありますので、気をつけましょう。

もしもに備えてエピペン®や抗アレルギー薬を

　どんなに注意を払っていてもアレルギー反応が起こることがあります。そのようなときでも慌てずに初期対応ができるよう、内服の緊急臨時薬（一般的には抗ヒスタミン薬）やエピペン®を忘れずに持参しましょう。特別なときでなくても、常に緊急臨時薬は携帯するようにします。かばんは変えてしまうことも多いので、いつも持ち歩く財布のカード入れや化粧ポーチなどに入れておけば安心です。

Point!!

外食は子どもたちが楽しみにするイベントのひとつですが、慎重にお店やメニューを選んでもアレルギー反応が起こることもあり、本人も保護者もストレスになります。

花粉症に関係する食物アレルギー
口腔アレルギー症候群
(OAS : Oral Allergy Syndrome)

　口腔アレルギー症候群とは、ある特定の食物を食べることによって、即時型アレルギー反応が起こり、唇や口の中の粘膜、その周囲の粘膜、のど、鼻、目などにアレルギー症状が起こるものをいいます。子どもから大人まで起こる病気です。花粉症患者にみられる OAS を「花粉－食物アレルギー症候群 Pollen-food allergy syndrome(PFAS)」と呼びます。

特　徴

　花粉症がある人には特に注意が必要で、原因となる花粉と似たたんぱく質を持つ果物や野菜を食べると起こります。学童期以降、成人に多くみられる傾向があります。

　原因食物の摂取後、多くは 5 分以内に口腔内からのどのかゆみ、ヒリヒリ感、唇の腫れなどが起こります。

● 症状は、口腔内にみられることが多いのですが、人によっては花粉症に似た症状が出たり、ときにはアナフィラキシーショックを起こしたりすることもあります。

● 果物、野菜では"生"がより強く、加熱すると抗原性が下がります。"皮の近く"にアレルゲンが多いのも特徴です。

　　例　生リンゴ、症状あり
　　　　　→果汁、ジャム、アップルパイなどでは症状なし

　　　　生トマト、症状あり
　　　　　→ミネストローネやケチャップでは症状なし

● 治療は、通常の食物アレルギーと同じ方法です。

症 状

口の中、唇、舌、のどのかゆみ、ピリピリ感、下痢、腹痛、鼻水、目の充血、耳の奥がかゆい、じんましん、湿疹、ぜんそく症状、アナフィラキシーショックなど

原因となる主な食物

リンゴ、**モモ**、パイナップル、**メロン**、バナナ、**キウイフルーツ**、ナシ、サクランボ、セロリ、パセリ、ソバ

※太字は発症数が多いもの

予防方法

原因となる食物を避ける、食べないこと

花粉と関係があるとされる果物・野菜など

花　粉	果物・野菜など
カバノキ科 シラカンバ ハンノキ	バラ科 (モモ、リンゴ、ビワ、サクランボ、ナシ、アンズ、アーモンド)、セリ科 (セロリ、ニンジン)、ナス科 (ジャガイモ)、マメ科 (大豆、ピーナッツ、緑豆モヤシ)、マタタビ科 (キウイフルーツ)、カバノキ科 (ヘーゼルナッツ)、ウルシ科 (マンゴー)、シシトウガラシ　など
ヒノキ科 スギ	ナス科 (トマト)
イネ科 カモガヤ ハルガヤ	ウリ科 (メロン、スイカ)、ナス科 (トマト、ジャガイモ)、マタタビ科 (キウイフルーツ)、ミカン科 (オレンジ)、マメ科 (ピーナッツ)　など
キク科 ヨモギ	セリ科 (セロリ、ニンジン)、ウルシ科 (マンゴー)、スパイス　など
キク科 ブタクサ	ウリ科 (メロン、スイカ、ズッキーニ、キュウリ)、バショウ科 (バナナ)　など

食物依存性運動誘発アナフィラキシー
(FDEIA:Food-Dependent Exercise-Induced Anaphylaxis)

特定の食物を食べたあと、2～4時間以内に激しい運動をしたときに、じんましん、呼吸困難、意識障害などのアナフィラキシー症状を起こす状態を食物依存性運動誘発アナフィラキシーといいます。昼食後に激しい運動をするとみられることがあり、学校で子どもが発症することが多く、速やかな対応が大切です。

特徴

即時型食物アレルギーとは異なり、特定の食物と運動の両方が組み合わされたときに症状が誘発されるという特徴があります。しかも、食物と運動が組み合わされたときに常に症状が出るわけではなく、その発症には気温や湿度などの環境要因や、疲労、寝不足、かぜ、ストレスなどの生体側の要因や、アスピリン（解熱鎮痛薬に含まれる）などの薬物の関与も考えられています。

● 小学校高学年から増加し、10～20歳代の思春期、青年期に多くみられます（男女比は約2：1）。

● 小麦製品やエビ、カニなどの甲殻類が多く、そのほかにそば、ピーナッツなどのナッツ類、ももやセロリなどの果物、野菜、イカなどの軟体類などで起こることもあります。

attention
今までに既往がなく、食物依存性運動誘発アナフィラキシーの症状が初めて学校で出たというケースが数多く報告されています。疑わしい場合には、軽症でも医療機関を受診します。

症　状

　初期の症状としては運動している最中から気分が悪くなったり、冷や汗やじんましんが出たり、皮膚のかゆみが起こり、赤くなることがあります。

　症状が進行すると吐いたり、腹痛を起こしたり、ひどい場合には血圧が低下して意識がもうろうとし、アナフィラキシーショックの症状となります。

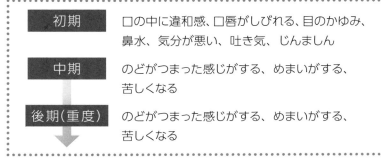

初期	口の中に違和感、口唇がしびれる、目のかゆみ、鼻水、気分が悪い、吐き気、じんましん
中期	のどがつまった感じがする、めまいがする、苦しくなる
後期(重度)	のどがつまった感じがする、めまいがする、苦しくなる

原因となる主な食物

　小麦(パスタ、パン、ケーキ、ラーメン、うどんなど)、甲殻・軟体類(エビ、カニ、イカ、アワビなど)、米、ソバ、卵、ブドウ、薬物(アスピリンなどの非ステロイド抗炎症薬)

予防方法

　原因となる食物が推定されている場合は、その食物を食べた後、2〜3時間は激しい運動をしないようにします。

誘因となる運動と時間

　症状の誘因となる運動の種類としては、バスケットボール、サッカー、テニス、バレーボール、野球やランニング、水泳などいろいろなものがあります。激しい運動の際に起こりやすい傾向にありますが、ときに、自転車や徒歩のような軽い運動でも起こることがあり、注意が必要です。食事をとってから運動までの時間は3時間以内が多く、運動を始めて20〜30分くらいで発症します。

MEMO

　児童生徒が登校中や登校後、昼食後や体育、部活動の最中、事後にじんましんから始まり、せき、呼吸困難、意識障害などの症状が出現した場合には、"食物依存性運動誘発アナフィラキシー"を疑うことも必要です。

新しいタイプの食物アレルギー①

注意しよう 食品添加物によるアレルギー

食品添加物とは、食品の加工や調理のときに、味や色、香りをつけたり、長期保存を可能にしたりするために加えるものです。

エリスリトール：甘味料

● エリスリトールはブドウ糖を酵母で発酵させて作る低分子の糖アルコールです。自然界では、果実やキノコ類、ワインや洋酒、醤油などの発酵食品に含まれています。ノンカロリーで、むし歯の原因とならず、90%以上が小腸で吸収されるため、キシリトールなどの人工甘味料のようにたくさん摂取しても下痢を起こしにくいという利点があり、低カロリー飲料やダイエット用食品の甘味料として多く使われるようになってきましたが、2010年頃から、エリスリトールによる即時型反応やアナフィラキシーの報告が増えています。

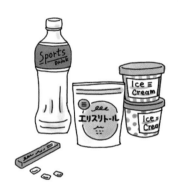

● エリスリトールによるアレルギーの問題点は2つあります。
①検査が難しい。
②「表示義務」がなく、その食品に含まれているかがわからない。
血液検査は試薬がないためにできません。皮膚テスト（プリックテスト、皮内テスト）や負荷試験でも陽性にならないことも多いです。また、原因だとわかっても、表示されていないので、避けるのが難しく、現状では、ジュース、ゼリー、アイスクリーム、ガム、ダイエット飲料や食品など「入っていそうなもの」は気をつけて摂取することです。初めて口にするものは、少量からにして、初めてのものを摂取した後は、すぐに激しい運動をしないように心がけましょう。

消費者庁「食品添加物表示のはなし」より一部改編
https://www.caa.go.jp/policies/policy/food_labeling/food_sanitation/food_additive/pdf/syokuhin497.pdf

歯にいいものでアレルギー？！

　初めてむし歯予防に歯磨きペーストを使ったら唇が腫れました……という乳アレルギーのお子さんがいました。お子さんの使ったペーストには「リカルデント」が含まれていました。

　リカルデントは、CPP-ACPという成分が含まれた牛乳由来の天然成分で、ガムや歯磨きペーストに含まれていることがあり、むし歯予防効果があるため人気があります。ただし乳アレルギーの方には使えないので要注意です。

　キシリトールも同じようにガムや歯磨きペーストなどでむし歯予防効果がうたわれていますが、もともとはシラカンバ、カシ、トウモロコシの芯などから精製される天然の甘味炭水化物です。ダイエットや低カロリーブームで低カロリー人工甘味料として清涼飲料やお菓子、アイスクリーム、パンなどのいろいろな商品に使われるようになりました。ところが、それまで食物アレルギーがなかった人が、「低カロリー商品」を食べてじんましんが出る、唇や目が腫れるなどのアレルギー反応が出るようになり、人工甘味料のエリスリトールが原因という報告がありました。同じように、人工甘味料の添加物であるキシリトールやステビアでもアレルギー反応の報告があります。リカルデントとともにむし歯予防には効果がありますが、アレルギーには注意が必要です。

コチニール色素：着色料

● コチニール色素は、コチニールカイガラムシ（エンジムシ）の雌から抽出されている天然の赤色色素で、主色素はカルミン酸です。

● 日本では高濃度のカルミン酸は食品添加物としての使用は認められていませんが、お菓子やかき氷のシロップ、かまぼこ、ハムやソーセージなどの加工肉、また口紅、頬紅、マニキュアなどの化粧品にも使用されています。

● 成人女性の発症が多いですが、色素そのものに対するアレルギー反応ではなく、不純物として含まれる虫体たんぱくが原因といわれています。そのため不純物を除去した「低アレルゲンコチニール色素」が使用されるようになってきました。顔や唇が腫れたり、気分が悪くなるなど、全身性のアナフィラキシーが起こることもあります。日本では、コチニール色素は食品添加物として表示義務があります。

ポリガンマグルタミン酸（PGA）：調味料

● ポリガンマグルタミン酸は食品の保存料、増粘剤、うまみ成分として
も使われる添加物で、調味料、スポーツ飲料などに含まれています。
納豆が発酵する際に産生されるネバネバに含まれている物質です。
納豆のアレルギーは、通常の大豆アレルギーと異なり、食後約半日
（5～14時間前後）に遅発型アレルギーとして発症します。症状は、
じんましんや呼吸困難です。消化器症状や意識障害などを伴うこと
もあります。アナフィラキシーショックの頻度も高いのですが、食後、
随分と時間がたってから症状が出現するので診断が難しいことがあ
ります。

● 納豆のアレルギーはダイバーやサーファーなどに多いといわれていま
す。それはクラゲに刺されることにより、クラゲの触角中に含まれる
クラゲ由来のPGAに経皮感作されることが原因であることがわかっ
ています。

食品添加物にはどんなものがあるの？

種類	目的と効果	食品添加物の例
甘味料	食品に甘みを与える	**エリスリトール**, キシリトール, アスパルテーム
着色料	食品を着色し、色調を調整する	クチナシ黄色素、**コチニール色素**, タートラジン（黄色4号）
漂白剤	食品を漂白し、白く、きれいにする	亜硫酸ナトリウム、次亜硫酸ナトリウム
保存料	カビや細菌などの発育を抑制、食品の保存性を向上	ソルビン酸、しらこたん白抽出物
調味料	食品にうま味などを与え、味を調える	L-グルタミン酸ナトリウム（**ポリグルタミン酸ナトリウム：PGA**）

豚肉・ネコ症候群（PCS：Pork-cat syndrome）

　乳幼児期からネコを飼っていた子どもが、学童期になって、以前は普通に食べられていた豚肉を食べると、じんましんやせきなどのアレルギー反応が出てしまうことがあります。

特　徴

　PCSとは獣肉アレルギーのことです。最もよく知られているのは豚肉とネコの関係です。ネコを飼っていたときに、毛や唾液、フケ、尿、血液などに含まれるたんぱく質に感作されることが原因です。

　最近では豚とネコだけではなく、犬や牛、馬なども同じようなことが起こることがわかってきました。特に生焼けの肉（レアステーキなども）、燻製肉、内臓肉などで反応が出やすいこともわかってきています。また、アトピー性皮膚炎を合併していることが多いため、ネコやイヌなどの感作が、経気道的だけではなく経皮感作の影響もあることが疑われています。ほかの食物アレルギーと同様に、ぜんそくや運動負荷で症状が重くなることがあるので、気をつけましょう。

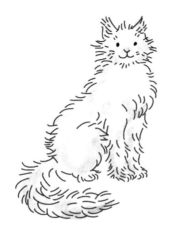
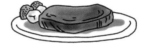

子どもの 食物アレルギー 主な 治療薬

アレルギー反応時または明らかな誤食時

● **抗ヒスタミン薬・抗アレルギー薬（内服）** ············

> ヒスタミンによって起こるじんましんやかゆみなどのアレルギー反応を抑える薬。また、第二世代の抗ヒスタミン薬には、肥満細胞からケミカルメディエーターの遊離を阻害する作用も持ちます。そのため、第二世代以降の抗ヒスタミン薬は、予防的効果も兼ね備えています。内服30分程度で効果が現れます。

生後6か月〜：ザイザルsy. アレグラ D.S.、2歳〜アレロック、3歳以上クラリチンなど

● **経口ステロイド薬 （内服）** ·················

> Ⅰ型アレルギーでは、即時型反応が治まって数時間後（6時間前後）に好酸球が集まって遅発型反応が起こることがあり、この反応を抑えるため使います、即効性はありません。

プレドニゾロン、プレドニン、リンデロン、デカドロンなど

● **抗ヒスタミン薬 / ステロイド合剤（内服）** ·········

セレスタミン sy. 錠剤

● **気管支拡張薬 （内服・吸入）** ·············

> アレルギー反応で起こった呼吸器症状（せき・ゼーゼー・息苦しさ）に使用します。気管支を広げて呼吸を楽にし、せきを抑える効果があります。症状が強いときは、即効性のある吸入薬を使います。内服薬は効果が出るまで30分ほどかかります。拡張剤の貼り薬もありますが、効果が出るまでに時間がかかるため、アレルギー反応のときの薬としては適していません。

メプチン (D.S., ミニ錠, キッドエアー, ユニット)、ベラチン D.S.、ホクナリン D.S.、サルタノールなど

● **アドレナリン自己注射薬**

> アナフィラキシーショック時の第一選択薬です。血圧を上げて全身状態をよくし、気管支を広げて呼吸を楽にする効果があります。即効性がありますが、持続時間は15〜20分と比較的短いので、エピペン® を使ったら救急車を要請しましょう。

エピペン®0.15、0.3

2023年6月現在

第2章
アトピー性皮膚炎

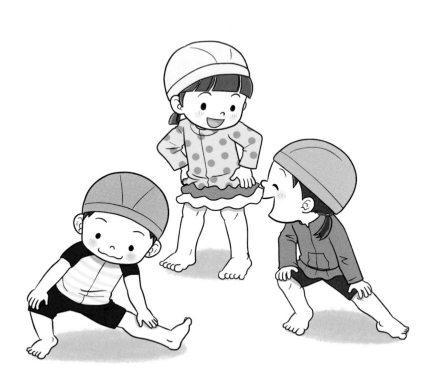

アトピー性皮膚炎の基礎知識

アトピー性皮膚炎は、慢性に続くかゆみを伴う湿疹がみられる皮膚の病気です。多くは遺伝的なアトピー素因のもとに発病します。

病気の特徴

乳児期より発症することがあり、多くは成長とともに軽快傾向を示す病気です。以前より有症率の増加は緩やかになりましたが、依然として学童期以降の子どもを中心に、顔面や頸部（けいぶ）が赤くなり、治療に苦慮する症例もみられます。

発症の時期

アトピー性皮膚炎は、両親や兄弟姉妹にアレルギーの病気をもっている子どもに多く発症する傾向にあります。早い場合には、生後1か月前より、顔面に皮膚の発赤や、じくじくした湿疹の状態が出現します。

0歳の乳児では、かゆみを伴うこのような症状が2か月以上続く場合を、アトピー性皮膚炎と呼んでいます。子どものアレルギーの病気の中では、食物アレルギーとともに、乳児期早期から発病する病気です。

原因

アレルギーの原因物質としては、食物、ダニ、カビ、花粉、ペットの毛やフケなどがあげられます。乳児期には、卵、牛乳、小麦などの食物アレルゲンが多く、その後、幼稚園や小学校以降にはダニやペットの毛やふけ、カビなどが増えてきます。

成長とともにアレルゲンが変わる可能性もありますので、アレルゲンの検査を受けて、原因を知っておくことも大切です。

アトピー性皮膚炎はアレルゲンだけではなく、各種の刺激物や化学物質、また心理的なストレスなどによっても悪くなります。

アトピー

ギリシア語に由来した「奇妙な病気」という意味。アレルギーの原因物質であるアレルゲンに反応してIgE抗体を産生し、ぜんそくやアトピー性皮膚炎などアレルギー疾患の症状を発症しやすい状態をいう。

アトピー素因とは

家族や本人にぜんそく、アレルギー性鼻炎、結膜炎、皮膚炎のいずれか、または複数の病気があるとき、もしくは、IgE抗体をつくりやすい、要するに、アレルギーの病気を起こしやすい体質ということ。

╫ アトピー性皮膚炎が起こるしくみ

健康な皮膚

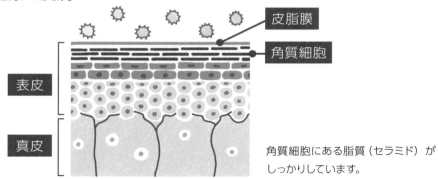

角質細胞にある脂質（セラミド）が
しっかりしています。

アトピー性皮膚炎

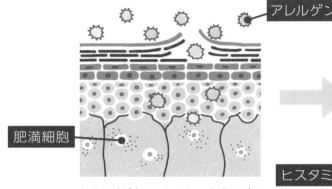

セラミドが少ないために、皮膚のバリ
ア機能が低下してアレルゲンが入りや
すくなります。

アレルゲンが体内に入ると

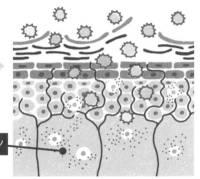

アレルゲンが IgE 抗体につくと、肥満
細胞からヒスタミン（アレルギーのも
とになる物質）が出て、かゆみなどの
症状が出ます。

じんましん とは

　じんましんは、特発性じんましんと、刺激誘発型じんましん、血管浮腫などに分類されますが、子どもでは、特に直接的な原因がない特発性が多く、感染やストレスなどが誘因になります。多くは数十分から数時間で消えますが、6週間以内に治まる急性じんましんと、それ以上持続する慢性じんましんに分けられます。食物アレルギーで起こるのは刺激誘発型で、薬物や昆虫、温熱、機械刺激、汗なども原因となります。多くは数十分から数時間で消えます。入浴、運動、発汗、精神的緊張によって起こりやすいコリン性じんましんも刺激誘発型に分類されます。血管浮腫（別名クインケ浮腫）は、通常かゆみを伴わず、まぶたやくちびるなどに部分的な浮腫がみられます。すべてのじんましんにおいて、抗ヒスタミン薬の内服が治療の基本となります。

アトピー性皮膚炎の症状

　アトピー性皮膚炎は、強いかゆみを伴い、よくなったり悪くなったりを繰り返しながら長い経過をたどります。症状の出やすい場所や湿疹の特徴は年齢によっても異なります。

＃ 症状が現れやすい部位

2歳未満

頬、ひたい、頭⇒耳・口周囲、顎など顔全体⇒首、わきの下、肘の内側（くぼみ）、膝裏などの間擦部⇒体、手足にも広がる。

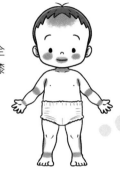

> カサカサから赤くなり、ひどくなるとジクジクする。

2～12歳

首、肘の内側、膝裏、太もものつけ根、手首、足首など

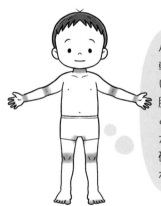

> 小学校入学頃から軽くなることが多い。重症例では肘、膝、手首、足首などに苔癬化（皮膚が厚ぼったくなり硬くなる）がみられる。

13歳以上

顔、首、胸、背中など上半身に多い。

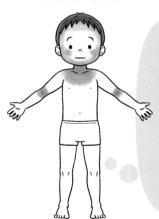

> かゆみの強い盛り上がった湿疹が体や手足に多発するタイプもある。
> 目の周囲がひどい場合には、合併症（アトピー性白内障、網膜剥離）にも注意が必要です。

＃ 主な症状と特徴

❶かゆみ

　最も特徴的な症状です。知らず知らずにかく、夜間に音をたててかく、重症になると夜も眠れない、また、夜泣きの原因になることもあります。乳児の場合は、布団などの上で、体や顔をこすりつける動作をしたり、顔や体にひっかき傷がみられたりします。

❷長い経過

　幼少期より発症し、経過は年単位の長い経過をとります。多く
は思春期になると軽快しますが、症状がなくなった後、再発する
ことがあります。

❸皮疹

　乳児期、生後1～2か月頃から、顔、ひたいや頭などの露出部
に紅斑(赤み)、丘疹(ぶつぶつ) が生じ、しばらくすると鱗屑 (フケ)、
湿潤 (じくじく) して、痂皮 (かさぶた) が生じてきます。6歳
ぐらいになると、肘・膝などに苔癬化がみられたり、体や手足が
乾燥してカサカサしたり、鳥肌のようにざらざらしたりします。

苔癬化とは

湿疹が治らず、ひっかくことを続けると皮膚が黒ずんで厚ぼったくなり、硬くなることです。

❹アトピー性疾患の病歴 (本人や家族)

　アトピー性皮膚炎の場合、患者本人、あるいは家族に気管支
ぜんそく、アレルギー性鼻炎、花粉症などをもっていることが多
くあります。

╫ 重症度

　治療方針を決めるためには、正確な診断と重症度を決定する
ことが大切です。家庭でも、簡単な7つの質問に答えておおま
かな重症度を判断することができます。

家庭でもできる簡単な重症度評価
POEM スコア (The Patient Oriented Eczema Measure)

　7つの質問に、「なし (0点) ～ 毎日 (4点)」で答えて、合計点数で評価をします (満
点は 28点)。

　質問
　①皮膚がかゆかった日　　②睡眠がさまたげられた日　　③皮膚から血が出ていた日
　④皮膚から透明な液がしみ出たり、したたりおちていた日　　⑤皮膚がひび割れていた日
　⑥皮膚がボロボロとはがれ落ちていた日
　⑦皮膚が乾燥したり、ザラザラしていると感じた日

合計点数から見る重症度 … ●0～2点：症状なし～ほとんどなし　　●3～7点：軽症
●8～16点：中等症　　●17～24点：重症　　●25～28点：最重症

出典：Charman CR, et al.: *Br J Dermatol*, 169(6): 1326-1332, 2013 一部改変

アトピー性皮膚炎のスキンケア

　スキンケアの基本は清潔と保湿です。湿疹がよくなっても適切な保湿剤を使って、皮膚のバリア機能を正常に保ちましょう。

皮膚の清潔

　子どもは大人よりも新陳代謝が活発で皮膚に汚れがたまりやすくなっています。入浴やシャワーで皮膚を清潔にしたあとに保湿をします。

1. 皮膚を清潔にする

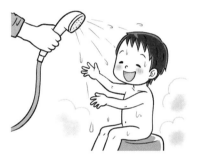

汗や汚れをシャワーや入浴をして落とします。

2. 保湿剤や外用薬をぬります

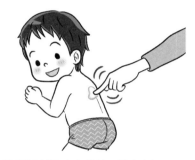

患部を清潔にした後は、処方されている薬などをぬります。清潔なガーゼなどにのばして貼ってもよいでしょう。

> **注意**
>
> 爪を短く切り、できるだけかかないようにします。

入浴

　アトピー性皮膚炎のかゆみは、皮膚の表面の温度が高くなったときに強くなります。お風呂の温度は、少しぬるいと感じるくらいが適温です（38 〜 39℃）。

　石けんは必ず使います。特定のものを使う必要はありませんが、香料や界面活性剤、合成添加物の少ないものを選びましょう。

　手で石けんを泡立てる、または泡タイプの石けんで、顔や首すじ、腋の下、関節のしわなどもていねいに洗い、流します。強い刺激は炎症を悪化させますので、合成繊維の粗い布や硬いタオルでゴシゴシこするのはやめましょう。

お風呂から上がった後は

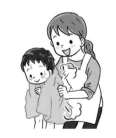

タオルでトントンと、軽くたたいて水気をとります。

保湿

皮膚は外側から、表皮、真皮、皮下組織の3つの層に分かれています。表皮の最外側にある角層は表面の**皮脂膜**、角層の細胞間を埋める**細胞間脂質**（組成の半分程度がセラミド）、角質細胞内に水分を保持する**天然保湿因子**（尿素やアミノ酸）で構成されています。この太字の3つの因子が異常をきたすと、皮膚のバリア機能が低下するため、保湿剤が必要になります。

→ P.79 参照

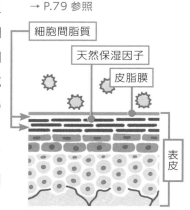

保湿剤は本来の保湿因子としての効果があるモイスチャライザーと、油の被膜を作って水分の蒸散を防ぎ皮脂膜としての役割をもつエモリエントの2種類に分けられます。

モイスチャライザー

ヘパリン類似物質含有製剤: ヒルドイド、ビーソフテンなど様々な剤形（クリーム、ソフト軟膏、ローション、フォーム、スプレーなど）があり季節や皮膚の状態、使用感の好みなどで使い分けができます。
2021年より市販薬としても発売されました。
尿素含有製剤: ウレパール、ケラチナミンなど刺激があるので炎症や亀裂がある場合、乳幼児やアトピー性皮膚炎の症状が強いときには適さないこともあります。
セラミド: 市販薬のみ

エモリエント

ワセリン、プロペト: 市販されているものもあります。
亜鉛華（単）軟膏: 消炎作用と皮膚保護作用があり、湿疹がひどくジクジク滲出液（しんしゅつえき）が出ているときなどはステロイド軟膏をぬった上に重ねぬり（重曹塗布）をすることもあります。リント布に亜鉛華軟膏を伸ばしてシート状になっているボチシートという製剤もあります。患部の大きさに合わせて、カットして使えます。

亜鉛華軟膏と亜鉛華単軟膏の違いは？

どちらも主成分は酸化亜鉛です。1g中の酸化亜鉛含有量が、亜鉛華軟膏は200mg（20%）、亜鉛華単軟膏は100mg（10%）と異なります。

亜鉛華軟膏は、基剤は白色ワセリンで乳化剤（界面活性剤）を含むので水分を吸うという特徴があります。亜鉛華単軟膏の基剤は単軟膏であり、乳化剤を含みません。

酸化亜鉛は塗布した部分を乾燥させるため、ジクジクとした場所には、酸化亜鉛を多く含む亜鉛華軟膏の方が適します。おむつかぶれによく使われるのは、この性質のためです。患部のジクジクが解消してくれば、亜鉛華単軟膏に切り替えた方が早く治ります。さらに乳児の口の周りや頬、首や脇、ひじの内側などには亜鉛華軟膏にプロペトを混ぜて保護剤として使うのも効果的です。

薬物療法❶ ステロイド外用薬と使い方

　ステロイド外用薬はアトピー性皮膚炎治療の基本となる薬剤で、皮疹の重症度に応じて適切なランクの薬を選択します。使用に不安があるときには、主治医の先生に相談します。

✚ ステロイド外用剤

　皮膚の炎症をおさえる最も有効な薬物です。一般的には個々の湿疹の状態に応じて、使用するステロイドのランクを選択します。皮疹の状態が悪い場合（重症）には、必要かつ十分な効果のあるストロングクラスが処方されます。

　中等症の場合にはミディアムクラス、軽症の場合にはミディアムクラス以下です。症状がごく軽微な場合には、スキンケア（清潔と保湿）を心がけます。ステロイドを含まない、いわゆる保湿外用薬（ヘパリン類似物質含有製剤、尿素含有製剤、白色ワセリン、亜鉛華軟膏など）を使用します。いずれの場合も、皮膚の状態や環境要因などを考慮して、個々に合ったものが選択されます。

湿疹の重症度とステロイドランクの選択

	湿疹の重症度	ステロイドランクの選択	
重症	ジュクジュクして小さな水ぶくれがある、ひっかき傷が多くかさぶたがある、赤みが強く、硬い皮膚（苔癬化）がある	Ⅱ群	
中等症	ぶつぶつした湿疹が少しある、ひっかき傷も少しある、赤みが強くなる	Ⅲ群	手足は湿疹の状態によりⅢ群
軽症	少し赤みのあるカサカサ、白い粉を吹いて皮がむける	Ⅳ群	顔は極力Ⅳ群で
軽微	おもにカサカサのみ　軽症：少し赤みのあるカサカサ、白い粉を吹いて皮がむける	ステロイドを含まない保湿剤など	

心配されるステロイド外用薬について

　アトピー性皮膚炎の治療で主に使用する外用薬、ステロイド。副作用として、ステロイドざ瘡、皮膚萎縮、多毛や細菌、カビ、ウイルスなどによる皮膚感染症になることがありますが、薬の使用を中止するなどの適切な処置により回復します。

　また、外用薬では、副腎不全、糖尿病、顔のむくみなど、内服薬でみられるような全身性の副作用は起こりません。心配なときには主治医の先生と話し、よく理解したうえで使用しましょう。

外用薬の使い方

外用薬を用いる回数は1日2回（起床時など、朝と夕、あるいは入浴後）を基本とします。症状が軽快したら、薬をやめるのではなく、主治医の先生と相談し、薬の強さや回数を減らすなどをして続けます。

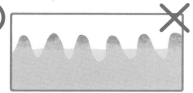

ぬりが薄いと炎症の強い部分を軟膏でカバーできないので厚めにぬります。

軟膏のぬり方

湿疹より広い面積に厚くぬります

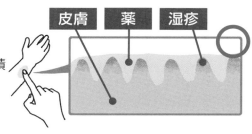

皮膚　薬　湿疹

プロアクティブ療法とリアクティブ療法

アトピー性皮膚炎の外用療法には、プロアクティブ療法とリアクティブ療法という2種類の治療法があります。

プロアクティブ（proactive）療法： 再燃を繰り返す場合、急性期の治療で皮疹がよくなっても、すぐにステロイド外用薬やタクロリムス軟膏などの抗炎症薬を中止しないで、1日おき、2日おき……と徐々に減らしていくぬり方です。保湿剤によるスキンケアは毎日行いますが、きれいになっても1週間に1～2回は抗炎症薬を継続します。

リアクティブ（reactive）療法： 炎症（皮疹）が落ち着いているときは保湿剤でスキンケアを行い、湿疹がひどくなったときだけステロイド外用薬を使用し、よくなったらまた保湿剤に戻すという従来のぬり方です。

プロアクティブ療法をとり入れた外用薬の使用方法

●強いステロイド　　●弱いステロイドまたは他の抗炎症薬　　○保湿剤

	1日目	2、3日目	4、5日目	6、7日目	8日目以降	2～3か月以降
朝	●	●	●	○	○	○／―
夜	●	●	●	●	※●／○	○

※●は1日おき、2日おきと徐々に減らして、1週間に1～2回だけ弱い抗炎症薬を1～2か月継続します（プロアクティブ療法）。その後は、保湿剤のみを1日に1～2回継続し、きれいな皮膚を保てるようにします。

薬物療法❷ ステロイド以外の治療法

　タクロリムス軟膏をはじめとして、最近は治療効果のある新しい治療法も開発されてきています。症状に応じて、主治医の先生とよく相談をして決めましょう。

╫ 外用薬

●タクロリムス軟膏

　体の過剰な免疫反応を抑えて、かゆみや炎症に効果があります。首や顔など、皮膚が薄くてステロイド外用剤では副作用ができやすい部分のかゆみのコントロールに使われます。「プロアクティブ療法」というぬり方も、この薬を使うようになってから広まってきました。慣れるまでは、ほてりやヒリヒリする刺激を感じることがあるので、入浴後の体温が高いときは避け、少し体温が下がってからぬるとよいでしょう。たいてい1週間くらいで慣れて刺激感は落ち着きます。最近では、花粉症で起こる目周囲の赤みやかゆみにも使われていることがあります(点眼薬もあり)。炎症を抑える強さは、ステロイド軟膏のミディアムクラス程度といわれています。

プロトピック軟膏®0.03% 小児用

● JAK 阻害薬

　免疫が過剰に活性化されるのを防ぎ、炎症やかゆみを抑える効果があります。2020年から2歳以上で使えるようになり、2023年より生後6か月からに適応が拡大されて、乳児アトピー性皮膚炎のコントロールでの役割が期待されています。タクロリムスのような刺激感はなく、またひどいときとよくなってきたときで濃度の使い分けができることもメリットです。

コレクチム軟膏®（デルゴシチニブ）
6か月〜16歳未満 0.25%，0.5%
16歳以上 0.5%

● PDE4 阻害薬

　免疫が過剰に活性化されるのを防ぎ、炎症を抑える効果があります。2021年から2歳以上14歳以下で2つの濃度が使えるようになりました。（15歳以上は1.0%のみ）

モイゼルト軟膏®（ジファミラスト）
2歳以上〜14歳以下 0.3%，1.0%
15歳以上 1.0%

●非ステロイド性抗炎症薬

炎症を抑える薬ですが、炎症を抑える効果は、ステロイド外用薬にくらべて極めて弱く、アトピー性皮膚炎に対して有効であるという証拠はありませんが、皮膚の赤みや腫れ、かゆみを和らげるために処方されることがあります。

フエナゾール軟膏®

十 内服療法

●抗ヒスタミン薬

アトピー性皮膚炎のかゆみに対して、処方されることがあります。炎症を抑える効果はないため、あくまでスキンケアと必要な外用療法の併用薬として使用します。

アトピー性皮膚炎の新しい薬（内服薬・注射薬）

ステロイド外用薬やタクロリムス軟膏などのぬり薬を中心に、抗アレルギー薬の内服薬を組み合わせていたアトピー性皮膚炎の治療に加え、新しい薬が次々と登場してきました。特に内服薬、注射薬の効果はとても高く、重症のアトピー性皮膚炎には life changing drug として期待されています。

● JAK 阻害薬

通常治療ではなかなか症状がよくならない、中等症以上のアトピー性皮膚炎にのみ使えます。炎症を抑え、かゆみや湿疹の改善に期待される薬です。ただし、免疫を抑える力が強く働くと、結核や細菌・ウイルスによる感染症が悪化する可能性もあるため、事前に採血検査やレントゲン検査などを受けて、感染症にかかっていないかなどを調べることが必要です。内服は 1 日 1 回で、効果は比較的速やかに現れます。

サイバインコ錠®（アブロシチニブ）50, 100, 200mg 12 歳以上
リンヴォック錠®（ウパダシチニブ）7. 5, 15, 30mg 12 歳以上、体重 30kg 以上

●注射薬（生物学的製剤）

現在 15 歳未満で適応のある注射薬はありませんが、ぜんそく治療薬として 12 歳以上に適応があるデュピクセント（デュピルマブ®）を、生後6カ月以上のアトピー性皮膚炎の新たな治療選択肢として 2022 年 10 月に小児用法追加を申請中で、今後適応される予定があります（P.94）。

新しい治療薬は、その効果や副作用に関する情報が十分ではないこともありますが、深い悩みを抱えていることも多いアトピー性皮膚炎の子どもや家族にとっては、治療の選択肢が広がります。ただし、新しい治療薬は非常に高価で、3 割負担の場合 1 月に 3 〜 4 万円程度の薬剤費がかかるため、医療費の公費負担制度が使えない年齢まで治療が必要な場合は医療費の負担が増えて、その治療を継続するかに悩む家庭も実際にあります。

アトピー性皮膚炎がよくならない場合の見直し

● ぬり薬の使用量が少ない

もう一度ぬり方の指導受ける

● 軟膏、クリームでは、
成人女性の人差し指
の第一関節分の長さ

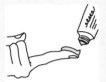

● ローションは
1円玉大

薬をぬる量	1FTU=Finger-tip unit（約0.5g）、 1円玉大（約0.5g）で手のひら2枚分（両手のひら）

● 少しよくなると途中で やめている　➡

プロアクティブ療法の導入 → P.85
スキンケアの継続ができているかの確認
をする

● ステロイドをぬること に抵抗がある　➡

（できるだけ使わない方が
子どものためという思い込み）

**心配なことを話して、納得できる治療を
相談しながら行う**

● アトピー性皮膚炎が 重症である　➡

治療の見直し

プロアクティブ療法の導入 → P.85

2歳以上でタクロリムス軟膏

15歳以上でデュピクセント注射

● アレルゲンの除去はできているか
　（環境整備、食物など）

● ぬり薬の調整
　（ステロイドのランク、種類の変更）

● 重層塗布

アトピー性皮膚炎の子どもにみられる心配ごと

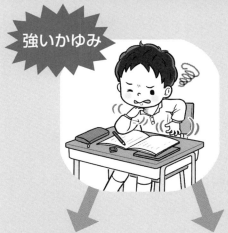

強いかゆみ

外見的な皮疹

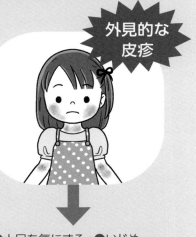

●不眠
●イライラ
●不機嫌

●人目を気にする　●いじめ
●消極的になる
●好きなファッションを選べない

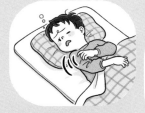

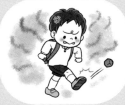

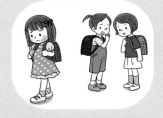

○成長障害
○低身長
○眠さによる
　集中力低下

○発達への影響
○異常行動
○遊び・勉強などに
　集中できない

○抑うつ的になる　○不登校

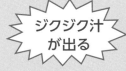

ジクジク汁が出る

●二次感染
●低たんぱく血症

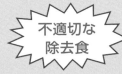

不適切な除去食

●低栄養
●体重増加不良
●発達遅滞

　アトピー性皮膚炎の子どもにみられる心配ごとは、皮膚のことだけにとどまりません。強いかゆみで眠れない、イライラや不機嫌が続く、低身長などの成長障害、集中力の低下や発達への悪影響も起こりえます。また外見的な皮疹のため、消極的になったり、いじめを受けたりして、抑うつ状態や不登校につながることもあります。心身の健康が損なわれることがあるため、様々な角度から目を配ることが大切です。

日常生活での注意❶ 皮膚感染症

アトピー性皮膚炎の場合、合併症として皮膚の感染症にかかりやすくなります。いつもの症状と明らかに違う皮膚の異常に気づいたら、すみやかに受診することが大切です。

細菌感染症

❶とびひ（伝染性膿痂疹（のうかしん））

夏に乳幼児によくみられます。はじめは水疱として生じ、膿疱、びらんが周囲に次々と"飛び火"していき、皮膚が乾いた状態になって治っていきます。黄色ブドウ球菌や溶血性連鎖球菌のような細菌の感染により起こります。

予防

虫刺されやあせもなどはかきこわさないようにします。手洗いは普段から石けんを使って洗うようにします。

対応

泡立てた石けんをつけて、ぬるめのシャワーで患部を清潔にした後、抗菌薬を含む軟膏をぬり、ガーゼで患部を保護します。抗菌薬の内服を併用する場合もあります。

❷蜂窩織炎（ほうかしきえん）

皮膚の傷などから、皮下組織から真皮の深いところに起こる細菌感染症です。アトピー性皮膚炎の湿疹をかきこわす場合にもよくみられます。顔（目の周り）、四肢（特に膝から下）に起こりやすく、最初はかきこわした部分の赤みや腫れ、そして徐々に局所が熱を持ち痛みが出て、全身の発熱が生じることもあります。黄色ブドウ球菌やβ溶血性レンサ球菌が原因となることが多いです。

対応

軽い場合は抗菌薬の内服と局所の外用療法ですが、ひどい場合は入院して点滴の抗菌薬治療が必要になることもあります。

夏の汗と冬の乾燥に注意！

アトピー性皮膚炎は、夏の汗や冬の乾燥などで悪化します。夏は汗や紫外線で肌が刺激を受けます。汗をかくことが悪いのではなく、汗が肌についたままになっていることが刺激になるので、汗をかいたら早めにシャワーを浴びて清潔にしましょう。秋から冬にかけては、空気が乾燥するために、ドライスキンがひどくなります。カサカサのためかゆみが増し、かきこわします。すると、かゆみの神経がさらに発達して、よりかゆみが強くなり悪循環になります。

⋕ ウイルス感染症

❶水いぼ（伝染性軟属腫）

　10歳以下の子どもに多くみられます。直径1〜5㎜程度の半球状に盛り上がった小さないぼです。色は白から肌色、淡い紅色で、中央がへこんでへそ状になっているのが特徴です。湿疹のあるところにできることが多く、かゆみのためにひっかくことによって、さらに周囲に広がっていきます。

対応

　治療は、専用のピンセットで摘み取るのが最も早くて確実な方法ですが、自然治癒することが知られています（発症後、数か月から長くて数年）。わざわざ痛みを伴う切除を行う必要はありませんが全身に広がることもありますので、心配なときには病院へ行きます。ウイルスが原因のため、ステロイド外用薬で悪化することがあります。

❷カポジ水痘様発疹症

　単純ヘルペスウイルス1型に感染して発症します。紅斑（赤み）を伴った、小さな水疱(水ぶくれ) が、顔や上半身を中心に生じます。高熱が出ることもあり、脱水や二次感染などで重症化する場合もあります。

対応

　抗ウイルス薬（内服、点滴、注射、軟膏）で治療します。ステロイド外用薬では悪化します。入院治療が必要になることもあります。

※ Q. なぜ、アトピー性皮膚炎の湿疹は　おむつの中にできないのですか？

　A. 理由は2つ考えられます。1、保湿されている　2、尿（アンモニア）がむれて尿素剤（保湿）と同じような作用になっているからです。ただし、おむつのギャザー部（ウエスト回りや、太もも回り）は、汗とすれる刺激で赤くただれることがあります。

予防

水いぼのある子どもとの接触、タオルなどの共有はしないこと。

日常生活での注意❷ 悪化の原因

　アトピー性皮膚炎が悪化する原因には様々なものがあり、年齢により特徴がみられます。

年齢によって異なる原因

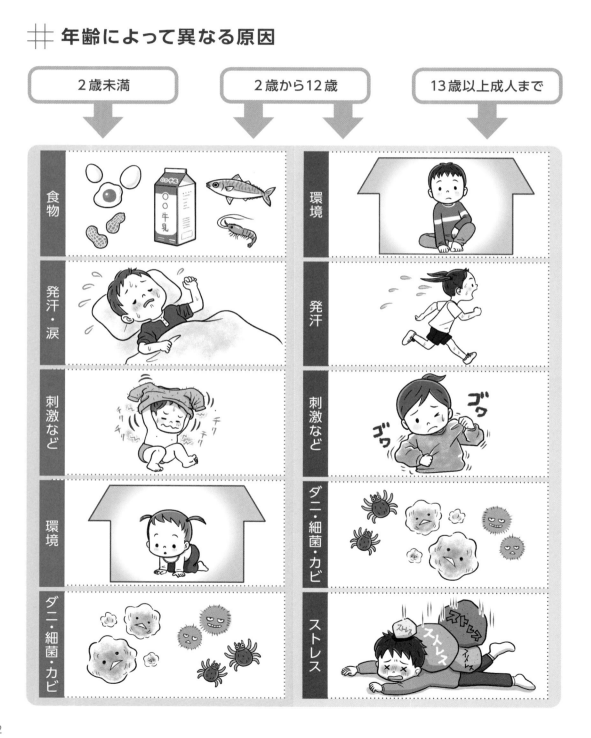

✛ 年齢によってちがう、ひどくなる原因

乳幼児

　食物、発汗、涙、体調不良（熱など）と、環境因子、ストレスがあげられ、食物アレルギーを合併することが多くみられます。卵や牛乳、小麦などを食べると皮膚がかゆくなったり、発赤やじんましんが出たりします。多くはこれらの食物を食べて1時間以内に出現します。このような場合には、原因となる食物を除去しますが、皮膚のケアもきちんと行う必要があります。

　また、皮膚の汚れによってもアトピー性皮膚炎が悪化します。よだれや外遊びでの砂、泥などの汚れ、運動後の汗などによりひどくなりますので、皮膚を清潔にすることが大切です。

学童期

　生活環境、汗、細菌や、ストレスなどによってひどくなることが多く、食物によって悪化する頻度は少なくなります。疲れや睡眠不足、精神的なストレスは皮膚のかゆみが強くなり、アトピー性皮膚炎の悪化につながります。ひどくなる原因を見極めて、除去することが必要です。

症状を悪化させないための工夫

● かき壊しの予防に、爪は短くしておきます

● 毎日の入浴、シャワーで汗などの皮膚の汚れや皮膚に残っている古い薬を落とします

● 入浴時の石けんはよく泡立てるか、泡タイプのもので、やさしく洗います

● 下着やシーツなどはやわらかい綿の素材を選びます

● 新しい衣類を下ろすときは、一度水洗いします

● 紫外線や汗対策には、締め付けすぎて皮膚に負担がかからないように、1サイズ上の薄手の長袖シャツやスパッツ（綿材）がおすすめです

● エアコンの風が直接当たると乾燥や皮膚へ負担がかかるので気をつけましょう

● アトピー性皮膚炎かどうかを見極めるために、気になる皮膚炎は自己判断をしないで、医療機関を受診します

● 長期にわたるアレルギーのため、合併症や感染症に注意しましょう。

● アトピー性皮膚炎はよくなったり、悪くなったりを繰り返す傾向があります。処方された薬、通院を途中でやめたりしないようにします

子どもの アトピー性皮膚炎 主な 治療薬

外用薬

＜ステロイド外用薬＞

ストロンゲスト（Ⅰ群） ●クロベタゾールプロピオン酸エステル（デルモベート）　●ジフロラゾン酢酸エステル（ダイアコート）

ベリーストロング（Ⅱ群） ●モメタゾンフランカルボン酸エステル（フルメタ）　●ベタメタゾン酪酸エステルプロピオン酸エステル（アンテベート）　●フルオシノニド（トプシム）●ベタメタゾンジプロピオン酸エステル（リンデロンDP）　●ジフルプレドナート（マイザー）●アムシノニド（ビスダーム）　●ジフルコルトロン吉草酸エステル（テクスメテン，ネリゾナ）●酪酸プロピオン酸ヒドロコルチゾン（パンデル）

ストロング（Ⅲ群） ●デプロドンプロピオン酸エステル（エクラー）　●デキサメタゾンプロピオン酸エステル（メサデルム）　●デキサメタゾン吉草酸エステル（ボアラ，ザルックス）●ベタメタゾン吉草酸エステル（ベトネベート，リンデロンV）　●フルオシノロンアセトニド（フルコート）

ミディアム（Ⅳ群） ●プレドニゾロン吉草酸エステル酢酸エステル（リドメックス）　●トリアムシノロンアセトニド（レダコート）　●アルクロメタゾンプロピオン酸エステル（アルメタ）●クロベタゾン酪酸エステル（キンダベート）　●ヒドロコルチゾン酪酸エステル（ロコイド）●デキサメタゾン（グリメサゾン，オイラゾン）

ウィーク（V群） ●プレドニゾロン（プレドニゾロン）

＜プロトピック＞（タクロリムス：カルシニューリン阻害薬）2歳〜15歳0.03%　16歳以上0.1%
＜コレクチム＞（デルゴシチニブ：JAK阻害薬）6か月〜16歳未満0.25%,0.5%　16歳以上0.5%
＜モイゼルト＞（ジファミラスト：PDE4阻害薬）2歳以上〜14歳以下0.3%・1.0%　15歳以上1.0%

注射薬

　ステロイド外用剤（TCS）やタクロリムス外用剤などの抗炎症外用剤による適切な治療を一定期間実施しても十分な効果が得られず、高頻度かつ長期間の再燃が認められる場合に限られています。

生物学的製剤 ●デュピルマブ（デュピクセント）現在は12歳以上だが、米国では小児への適応も拡大されている。日本でもぜんそくは12歳以上で使用可能。2022年10月に生後6か月以上の小児に対する用法及び用量の追加申請中。

2023年6月現在

第3章
気管支ぜんそく

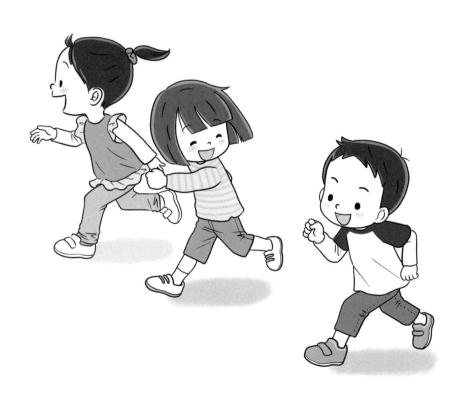

気管支ぜんそくの基礎知識

　気管支ぜんそくは、息を吐くときにゼーゼーというたんがからんだような音（ぜん鳴）がしたり、のどの奥の方でヒューヒューという音がして、呼吸困難の発作をくりかえす病気です。

病気の特徴

　発作がないときは普通に生活できますが、かぜをひいたときや、激しい運動をしたあと、気温が冷え込んだときなどに急にせき込んだり、息苦しくなってうずくまってしまうことがあります。
　しかし、発作を招く原因を知っていれば、それを遠ざけることで発作を防ぐこともできます。

発症の時期

　子どものぜんそくは、約半数が2歳までの乳幼児期に発症し、約9割が小学校入学前の6歳頃までに発症します。よくみられる経過は、乳児期に湿疹があり、その後、かぜをひきやすくなるとせきが長引くようになり、次第に呼吸困難の症状が出現して、ぜんそくを発症します。
　アトピー性皮膚炎や、ぜんそく、花粉症などのアレルギー疾患をもつ家族がいる場合には、アレルギーの病気を発症しやすい傾向があります。

Point!!

ぜんそくの子どもは20年前に比べてずいぶんと減りました。医療現場ではゼロレベル作戦を掲げてぜんそく治療を行ってきた効果もあり、2017年以降は0〜14歳のぜんそく死亡例はゼロになっています。治療が進歩しているので、重症度にあった適切な治療をすれば、症状がなく日常生活の支障もない普通の生活が送れるようになります。

小児ぜんそくの発症年齢

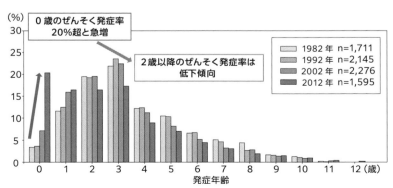

出典：一般社団法人日本アレルギー学会『わかりやすいアレルギーの手引き《2023年版》』

┼ 原因

発作を引き起こす最大の原因はアレルギー反応です。発作の引き金となるアレルゲンとしては、ほこりやダニ、ネコやイヌなどの飼育動物の毛やフケ、カビの胞子、スギなどの花粉などがあります。しかし、アレルギーとは関係なくぜんそく発作がみられることもあります。最も多い引き金は、かぜや体調の乱れです。かぜはウイルスや細菌による感染症ですが、ぜんそくを発症させたり、症状を重くしたりするきっかけになります。また、雨や台風、急に気温が下がるなどの気象条件、激しい運動でも発作は誘発されます。

※ Q. 日本で一番ぜんそくの発作が多い季節はいつですか？

秋です。いくつかの理由があります。

❶ダニの抗原量（アレルゲン量）が多い

日本には、主に2種類のダニがいます。1種類は6月頃に繁殖し、夏に死滅して、秋にはその死骸があります。もう1種のダニは秋に繁殖します。よって、秋はぜんそくの原因になりやすいダニの抗原量が多いのです。

❷台風や低気圧が多い季節のため

雨や気圧の変化で発作が誘発されます。

❸気温の変化が激しい

秋になると、朝は涼しくても日中はまだまだ夏日（25℃超え）で1日の気温差（日較差）が大きく、また、前日に比べて突然気温が下がることがあり、発作が起こりやすくなります。

❹秋にはやるかぜによるもの

秋のかぜは夏かぜと異なり、鼻水やせきなどの上気道症状を伴うため、気管が敏感なぜんそく児は発作の引き金となります。ライノウイルスやRSウイルスなどが代表的です。

❺運動の秋

秋は運動会シーズンで、運動負荷と練習で疲れがたまり、発作を起こしやすくなります。

ぜんそくの症状と発作への対応

　ぜんそくは、ほとんど自覚症状がなく日常生活では気づかないような軽い症状から、呼吸困難が非常に強く重篤な症状を示す場合まであります。その症状を正しくとらえ、適切に対応しないと、ときにぜんそく死をきたす場合もあります。

症状

　発作の程度は、主に4つに分けます。**小発作**の場合、軽いゼーゼーはあっても、呼吸困難の訴えはなく、学校には登校できます。**中発作**ではゼーゼーというぜん鳴が聞かれ、苦しいと訴える状態です。夜間は苦しさでときどき目を覚まし、学校には行けません。**大発作**ではゼーゼーという音がはっきり聞こえて呼吸がしづらくなり、とても苦しい状態です。夜間は眠れず、布団の上へ座り込んでしまう状態（起座呼吸）で、絶対的に病院での治療が必要で、呼吸不全とともに、救急車を要請します。

　呼吸不全になるとさっきまでひどくゼーゼーしていたのに、かえってぜん鳴が小さくなったり、聞こえなくなったりすることがあります。"音が小さくなったから良くなった？"と勘違いされることがありますが、これは本当に危険な状態なので注意が必要です。

発作の前ぶれと対応
注意する症状 ● 空せき ● 涙目 ● せきばらい ● 胸のむずむずや 　圧迫感 ● 発熱 ● なんとなく機嫌が 　悪い ● 落ち着きがない

ぜん鳴

息を吐くときに、「ゼーゼー」「ヒューヒュー」、乳児の場合は「ゼロゼロ」「ゴロゴロ」とネコがのどを鳴らすような音が聞こえることがあります。

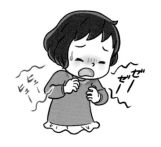

陥没呼吸

息を吸うときに、のどや肋骨の間がへこみます。

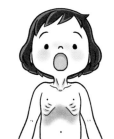

肩呼吸

肩を上げ下げさせながら、呼吸をします。

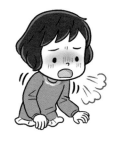

起坐呼吸

息が苦しいために横になることができず、座ったり前かがみになったりする状態をいいます。

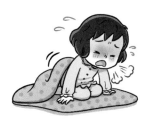

ぜんそく発作の程度と観察のポイント

発作の程度を判定するために、いくつかの指標がありますが、全部を満足する必要はありません。

強いぜんそく発作

		小発作	中発作	大発作	呼吸不全
呼吸の状態	ぜん鳴	軽い	明らか	著明	減少または消失
	陥没呼吸	なし、あっても軽い	明らか	著明	著明
	呼気延長	呼気時間が吸気の2倍未満		呼気時間が吸気の2倍以上	著明
	起坐呼吸	横になれる	座位を好む	前かがみになる	座れなくなる
	チアノーゼ	なし	なし	あり	著明
	呼吸数	正常～軽度増加	増加	増加	不定
	歩行時	急ぐと息苦しい	歩くと苦しくなる	歩行困難	歩行不能
生活の状態	会話	普通（文で話す）	やや困難（句で区切る）	とぎれとぎれ	不能
	食事	ほぼ普通に食べられる	食べにくくなる	食べられない	食べられない
	睡眠	眠れる	ときどき目を覚ます	眠れない	
意識障害	興奮状態	正	やや興奮	興奮	錯乱
	意識低下	なし	なし	やや低下	低下
ピークフロー値	吸入前	＞60%	30～60%	＜30%	測定不能
	吸入後	＞80%	50～80%	＜50%	測定不能
	※SpO₂（室内気）	≧96%	92～95%	≦91%	＜91%

※ SpO₂……経皮的動脈血酸素飽和度。
パルスオキシメータで測定します。

出典：環境再生保全機構 ERCA『ぜんそくなどの情報館』
(https://www.erca.go.jp/yobou/zensoku/basic/child/09_02_01.html) を加工して作成

1分間当たりの正常呼吸数（回 / 分）

0～1歳　：30～60回
1～3歳　：20～40回
3～6歳　：20～30回
6～15歳：15～30回
15歳以上：10～30回

呼吸数の数え方ポイント！

● 「息を吸って～吐いて～」で1回です
● 1分間数えるのは大変なので、普通は15秒間数えて4倍します
● 熱がある、泣いているとき、走った後などは呼吸数が多くなります

⧉ 小・中発作の対応

発作が起きてもあわてないで様子をよく観察します。

❶落ち着かせて、水やぬるま湯を飲ませます

冷たすぎるものは避け、常温の水やぬるま湯をコップ半分以上 (100 ～ 150ml 程度)。

❷腹式呼吸をします

おなかに手を当てて、息を吸うときおなかをふくらませます。

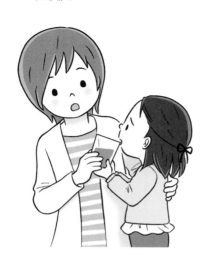

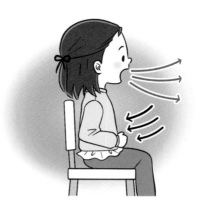

`Point`
腹式呼吸：息を吸うとき→おなかがふくらむ、
息を吐くとき→おなかがへこむ

❸処方されている発作治療薬を使います

小発作であれば、まず処方されているβ_2刺激薬内服または、吸入を行います。発作時の、吸入薬には定量噴霧式 (エアロゾル) と電動式ジェットネブライザーで行う吸入液があります。
(β_2刺激薬に関して：貼付薬には即効性がないため、単独での発作時対応薬としては不適切です。吸入と内服薬または貼付薬の併用は可能です。)

❹それでも発作がおさまらないときには病院へ

処方されている発作治療薬を使用しても、呼吸が楽にならない場合には、それ以上がまんさせずに医療機関を受診します。

病院で治療をし、症状が改善しても、 2～3 日は激しい運動を避けるようにします。

`MEMO`

吸入は即効性があるので 15 分後に、内服したときは 30 分後に症状を確認します。

大発作の対応

このような症状があったらすぐに病院へ！

- 唇や爪の色が白っぽい
- 脈がとても早い
- 息を吸うときに小鼻が開く
- 歩けない
- 息を吸うときに、胸がペコペコ沈む
- 苦しくて話ができない
- 横になれない眠れない
- ボーッとしている（意識がはっきりしない）
- 過度に興奮する、暴れる
- 息を吐くほうが、吸うよりも明らかに時間がかかる

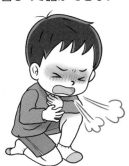
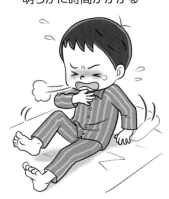

病院では…

中発作でβ_2刺激薬吸入、ステロイド薬の点滴で改善がみられない、または、大発作の場合は、入院治療が必要となります。
治療としては、必要に応じて酸素投与を行い、β_2刺激薬の吸入を様子を見ながら繰り返します。ステロイド薬の点滴、イソプロテレノールの持続吸入や輸液を行います。それでも改善しなければ、人工呼吸管理を行うこともあります。

β_2刺激薬の吸入（吸入15分後、内服30分後）

良好	不十分	不良
症状改善	症状改善するが残存	症状不変あるいは悪化
発作を繰り返す場合は早めに受診	軽快しない場合は受診 強いぜんそく発作のサインが出現したら直ちに受診	直ちに受診（20～60分後にβ_2刺激薬吸入可）

　ぜんそくは、いろいろな原因で発作がさらに増悪する場合があります。ためらわずに救急車を呼びます。

乳幼児ぜんそく

　日本では「小児気管支喘息治療・管理ガイドライン」（一般社団法人 日本小児アレルギー学会）を参考に小児ぜんそくの治療が行われています。以前は2歳未満のぜんそくを「**乳児ぜんそく**」としていましたが、2017年以降は、5歳以下のぜんそくを「**乳幼児ぜんそく**」として、その特徴や症状、診断方法などが解説されています。

乳幼児期のぜん鳴のタイプ

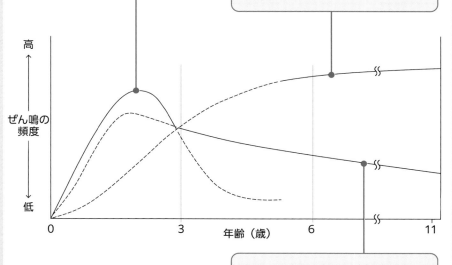

① 一過性初期ぜん鳴群：
低年齢児は空気の通り道が狭いため、感染時に気管の内側が腫れると、たんがつまるだけでぜん鳴が起こりやすくなります。体が大きくなるにつれて感染時でもぜん鳴は生じなくなります。

③ IgE 関連ぜん鳴 / ぜんそく群：
他のアレルギーの病気や、ダニなど吸入抗原のアレルギーがあり、感染のないときでも呼気性のぜん鳴がある、アレルギーの家族歴がある場合に診断されます。

②非アトピー型ぜん鳴群：
ウイルス感染、タバコの煙や冷気への暴露がきっかけとなり呼気性ぜん鳴が起こります。

乳幼児のぜん鳴性疾患の分類
(Tucson Children's Respiratory Study)

出典：日本小児アレルギー学会作成『小児気管支喘息治療・管理ガイドライン 2020』協和企画、2020 年より改変

　5歳以下で、以下の①、②がみられるとき、「乳幼児ぜんそく」と診断します。

① 24時間以上、息を吐くとき（呼気性）のぜん鳴が続くエピソードを3回以上繰り返す。
　（それぞれのエピソードの間は1週間程度無症状の期間があることを確認する）

② 気管支拡張薬（β₂刺激薬）吸入後に、息を吐くときのぜん鳴や息苦しさ、経皮酸素飽和度（サチュレーション）が改善する。

　吸入の効果がわかりづらいときは、ぜんそくの治療薬を1か月間試しに使用してみます。症状が改善したら一度中止して、中止後に再度症状が出現するかを確認します。治療をしている間は症状がなく、治療を中止すると症状が再燃する場合を「乳幼児ぜんそく」と診断します。

ゼーゼーしたらぜんそくなの？！

ぜんそく以外でもゼーゼーすることはあります。
急性ぜん鳴と、繰り返す（慢性）ぜん鳴で、それぞれいくつかのぜんそく以外の病気を考えなければなりません。

①急性ぜん鳴
気管支炎・肺炎、急性細気管支炎、気道異物など；
RSウイルス、ヒトメタニューモウイルスなどの感染では、激しいせきとゼーゼーが起こります。特に2歳未満では重症化して入院治療が必要になることも多い病気です。気道異物はピーナッツや小さなおもちゃなどが原因になることが多く、突然の激しいせき込みや熱がないことが特徴です。

②繰り返すぜん鳴
慢性副鼻腔炎、鼻・咽頭逆流症、胃食道逆流症、慢性肺疾患など；
慢性副鼻腔炎では後鼻漏により寝てしばらくしてからまたは、起き抜けなどにたんがらみの湿ったせきをします。鼻・咽頭逆流症は、哺乳後や食後、泣いた後などにゼロゼロが強く聞こえます。寝ているときは雑音が聞かれなくなります。胃食道逆流症は哺乳・食後に症状が強くなりますが、仰向けで寝ていると増悪しやすく、状態を起こした方がせき・ゼロゼロは落ち着くという体位による変動があります。また、早産・低出生体重児では、肺が未熟な状態で生まれてくるため3〜4歳頃までは感冒時などにせきやゼーゼーを繰り返し、そのときはぜんそくと同じような治療を行います。

日常生活での注意❶ 発作のコントロール

　ぜんそく治療のポイントは、発作が起きたときに発作をしずめる薬（発作治療薬）と日頃から発作を起こさないように予防する薬（長期管理薬）を使うことと、日常生活を上手に管理することです。

発作を予防するための薬（コントローラー）

　ぜんそくは、いろいろな刺激により気管支が収縮して呼吸困難を生じる病気です。発作がないときでも、気道は慢性の炎症状態にあるといわれています。

　発作を予防するには、慢性の炎症をおさえる長期管理薬を発作がなくても使い続ける必要があります。

　長期管理薬には主に、抗アレルギー薬や吸入ステロイド薬などがあります。いずれも副作用は少ない薬ですので、発作のコントロールのためにきちんと使用することが大切です。

　吸入ステロイド薬はコントローラーの中心となる薬ですが、エアー剤や粉を吸入するディスカス、吸入器を使って使用する吸入液などいろいろなタイプがあります。いずれも指示された吸入の回数を守っていれば副作用は少ない薬ですが、吸入をしたあとは、口の中のカンジダ症の発症や、嗄声（しゃがれごえ）の予防のためにうがいや水を飲むことが必要です。

> **MEMO**
>
> 最近では、吸入ステロイド薬と長時間作動型β₂刺激薬の合剤や、生物学的製剤（一部は12歳以上）なども6歳以上の年長児で使えるようになり、治療の選択肢が広がってきています。

発作を止めるための薬（リリーバー）

　発作を止めたり、改善させたりする薬（リリーバー）としては、吸入の気管支拡張薬（β₂刺激薬）を使うことが多いです。内服のβ₂刺激薬は、吸入より即効性は劣りますが、確実に服薬できれば有効です。

　貼付薬は効果が現れるまでに数時間かかるため、即効性がなく、中発作以上の発作の治療薬としては適していません。発作時に数日〜2週間以内で使用する短期追加薬と位置づけられています。貼付部位が赤くなったりかぶれたりする副作用があるため、

貼付部位は毎回少しずらします。アトピー性皮膚炎を合併している場合は注意が必要です。しかし内服困難な低年齢児や、内服せずに寝てしまった場合などでも使うことができる利便性があります。

＃ 吸入療法

　吸入薬にはエアゾール、パウダー、吸入液など、いろいろな剤型があります。ディスカスやタービュヘラーはそのまま使用できますが、そのほかは吸入を効果的に行うために補助器具や吸入器が必要になります。

❶スペーサー（吸入補助器具）

　ぜんそく予防の吸入薬は、上手に吸入できないと薬が気管支から先に届かず効果が現れません。特にエアゾールタイプの吸入薬は、薬の噴霧に合わせて息を吸わなければいけないため、低年齢の子どもだけではなく大人でも、吸入補助具（スペーサー）を用いてゆっくりした吸気で吸入することがすすめられています。

　スペーサーには低年齢児用のマスクタイプと大人まで使えるマウスピースタイプがあります。マウスピースタイプは、デッドスペース（不要な薬のたまり部分）が少なく効率がいいので、マウスピースをくわえられるようになったら、マスクから切り替えます。スペーサーは、エアゾールタイプの気管支拡張薬で発作止めの吸入にも使えます。

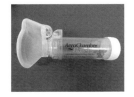

エアロチャンバープラス

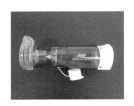

オプティチャンバー
バイアモンド

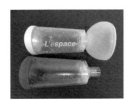

レスペース

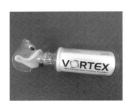

PARI ボアテックス

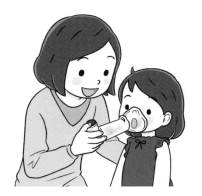

マスクを密着させて、鼻と口を入れ、ゆっくりスーハー吸入します。

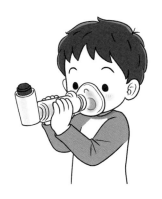

ボンベは上向きに装着して、スペーサーは床と水平に持ちます。

❷ネブライザー

　吸入液になっている薬剤であれば全年齢層で使うことができます。しかし、１回の吸入に時間がかかることが欠点です（標準的なジェットネブライザーでブデソニドやクロモグリクサンナトリウムなど１アンプル2mLの薬液を吸入するには７〜８分程度）。さまざまな機種がありますので、コストや用法により機種を選択しましょう。

　吸入器があれば予防の定時ステロイド吸入だけではなく、発作時の吸入をすることもできます。使い方や受診のタイミング（重症化するまで自宅吸入で頑張らないなど）に関しては主治医の先生の指示に従います。

１）ジェット式ネブライザー

　耐久性には優れていますが、音が大きく、機械も大型のものが多いです。ぜんそくの予防、発作時吸入には最もよく使われています。

２）超音波式ネブライザー

　静かで大量噴霧が可能、機械は大型かつ高額で、予防のステロイド吸入液は使えません。

３）メッシュ式ネブライザー

　静かで軽量小型、乾電池でも使用できます。機種が少なく、以前はメッシュが目詰まりするトラブルがあったため使い捨てのメッシュになりましたが、替えのメッシュ（別売）がなければ吸入をすることはできません。

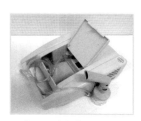
ボヤージ（ジェット式）

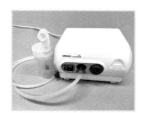
NE-C28（ジェット式）

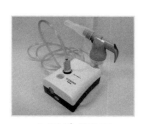
イノスパイアミニ
（ジェット式）

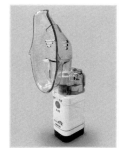
NE-U22（メッシュ式）

ピークフローメーター

　気管支の状態をさらにくわしく知るためには、ピークフロー値を測定する方法があります。ピークフローというのは、力いっぱい吐き出した息の強さの最大値のことです。

　様々な種類の機器があり、家庭でも外出先でも簡単に測ることができます。

　朝、夕2回計測し、各回3回測定し、最大値を記録します。記録しておくと、気管支の状態をつかみやすくなります。発作として症状が現れる前に、ピークフロー値の低下がみられるので、早めに対処しやすくなります。5歳以上であれば、上手に計測することができます。

ピークフローメーターの種類

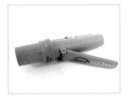
エアゾーン

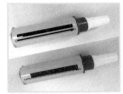
ミニ・ライト

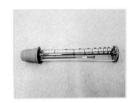
トルーゾーン

気道が塞がっていると息を吐き出すのが困難になるので、数値が低下

気道の状態や発作の予測ができる

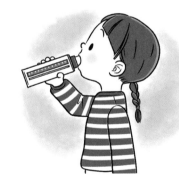

乳幼児に効果的に吸入するには？

　子どもが大泣きしているときの様子は、深呼吸と同じような状態にみえるので吸入薬が気管の奥まで入り、効果があると勘違いされますが、吸入速度が速すぎて、のどに薬剤がぶつかり、肺まで到達しないため有効ではありません。また、「寝ているときは静かにできるので……」というお母さんもいますが、寝ているときは呼吸が浅くなるので、こちらも効率は悪くなります。起きて安静にしているときの効率が一番高いので、吸入の時だけTVやタブレットなどの助けを借りるのもひとつの方法です。

ぜんそく手帳

　毎日のせきや発作の状態、薬の使用などを記入します。発作の前兆や原因を知ることができます。その日の気候や睡眠の状態、日常生活の状態やイベントなどの出来事も記載しておくと、日々のコントロールや治療に役立ちます。

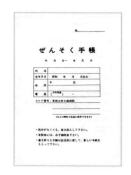

病院の先生が知りたいこと

子どもが記入する場合
●**発作の状況**
体育や休み時間に走ったときなどのせきや息苦しさ（発作の有無）
●**使用した薬**
自己管理になっている場合、どれくらい薬が使えていたか（薬の数、特に吸入器のカウンター数）
●**運動時に発作が出たとき、発作止めの吸入を使ったか、使った場合にどれくらいでよくなったか**
●**ピークフローの値**
●**発作の誘因**（自分で思いつくこと）

保護者が記入する場合
●**発作の状況**
発作の程度／ぜん鳴の有無／せきの程度／夜間の睡眠障害
●**薬の飲み忘れの有無**
⇒（残薬数を数えたり、カウンターつきの吸入の場合はカウンターを確認してきてもらいます）
●**発作時の投薬**
●**ピークフローの値**
●**発作の誘因**
（天気、かぜなどの感染、考えられる疲れの原因、参加したイベントや行事）

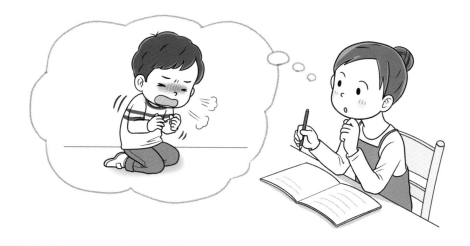

定期的に受診を

　発作がひどいとき、症状が思わしくないときなどはすすんで病院へ行きますが、しばらく発作が起きていないと定期的に受診しなくなってしまう人がいます。ぜんそくの治療のためには、きちんと通院して、日頃の体調をきちんと主治医に伝えることが大切です。主治医との間に、どんなことでも気軽に相談できる関係を築きましょう。

✣ JPAC ぜんそくコントロールテスト

　1か月に一度、JPAC ぜんそくコントロールテストを活用して、生活の中で"ぜんそくの症状"がどのような様子だったかを振り返りましょう。結果を記録して受診時に持参すると、コントロール状態がよくわかるので、薬などの調整がしやすくなり、よい治療につながります。

JPAC ぜんそくコントロールテストシート

乳幼児用（6か月〜4歳未満用）

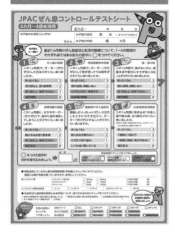

小児用（4歳〜15歳用）

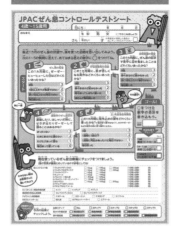

環境再生保全機構
ERCA ホームページより
ダウンロードできます

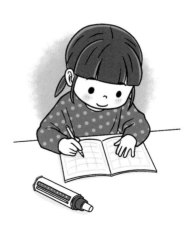

● ぜん鳴の程度　　● 運動時のぜんそく症状

● 呼吸困難発作の回数　　● β_2刺激薬使用頻度

● 朝、夕のせき（夜間覚醒の頻度）

の状態をチェックします。

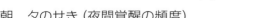

それぞれの合計点からコントロールの判定をすることができます。

小児 → 15 点満点 乳幼児 → 18 点満点	小児 → 14〜12 点 乳幼児 → 17〜13 点	小児 → 11 点以下 乳幼児 → 12 点以下
完全コントロール	**良好コントロール**	**コントロール不良**
非常によくコントロールされていますので、3 か月以上この状態が続けば、薬を減らせるかもしれません。	よくコントロールされていますが、さらに完全コントロールを目指しましょう。	十分にコントロールされていないので、治療薬のステップアップなども含めて主治医に相談します。

出典：環境再生保全機構 ERCA『おしえて先生！子どものぜん息ハンドブック』
https://www.erca.go.jp/yobou/pamphlet/form/00/pdf/archives_28016_1.pdf

日常生活での注意❷ 運動

　ぜんそくの子どもは運動後にぜんそく発作を起こすことがあり、この現象を運動誘発ぜんそくといいます。発作が起きたときの適切な対応を覚えておきましょう。

運動誘発ぜんそく

　運動後に起こるぜんそく発作は、学校生活の場で、しばしばみられます。肺機能は運動後、5〜10分して低くなります。一般的に、20〜30分ほど安静にしていると肺機能は改善し、呼吸困難も改善します。しかし、重症児では大発作となることもあり、注意が必要です。

　運動誘発ぜんそくを引き起こす要因としては、冷たい空気を吸うことによる気道の刺激や過呼吸による影響などが考えられています。

　ぜんそくの子どもは運動誘発ぜんそくを起こしやすいため、体育教科の参加がどうしても少なくなる傾向にあります。しかし、ぜんそく発作の起こりやすさは運動の種類やそのときどきのぜんそくの状態によっても変化しますので、一律に運動制限を行うべきではありません。むしろ、運動誘発ぜんそくについて正しく理解し、積極的な参加を促すようにしてあげることが大切です。

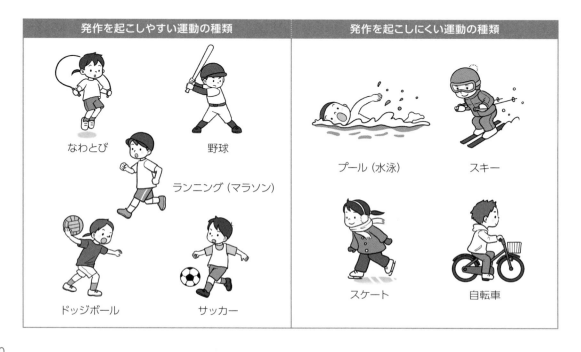

発作を起こしやすい運動の種類	発作を起こしにくい運動の種類
なわとび　野球　ランニング（マラソン）　ドッジボール　サッカー	プール（水泳）　スキー　スケート　自転車

運動中に発作が起きたときの対応

❶ 運動を中止して、楽な姿勢で休めるようにします

❷ 水分をとり、ゆっくり腹式呼吸をして呼吸を整えます

❸ 呼吸困難が強いときは、気管支拡張薬の吸入を使います

❹ 15 ～ 20 分程度で発作が治まったら、運動を再開してもよいでしょう

❺ 20 ～ 30 分安静にして改善しない場合は、医療機関を受診します

運動誘発ぜんそくの予防

1. 準備運動
十分な準備運動を行います。その後の運動もあまり、無理をしないで、徐々に強度を上げていき、運動と休憩をくり返すのがよいでしょう。

2. マスクの着用
冬は、湿度や気温が低下するため、運動誘発ぜんそくが起こりやすい季節です。マスクの着用が気道の冷却や水分喪失を防ぎます。

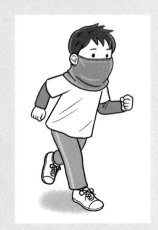

3. 発作を防ぐ薬の使用
運動前に β_2 刺激薬の吸入や、インタールの吸入を行うことにより、発作を予防することができます。ロイコトリエン受容体拮抗薬の服用も運動誘発ぜんそくに効果があるといわれています。

4. ぜんそくの治療をきちんと受ける
日頃からのコントロールが良好になるに従い、発作は起きにくくなりますが、運動によってしばしば発作が起こるようであれば、まだコントロールが十分に行われていないことを意味しますので、治療をきちんと受けるようにしましょう。

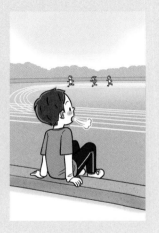

日常生活での注意❸ 小動物の飼育

　ネコ、イヌ、小鳥、ハムスター、ウサギなどの毛のある小動物を室内で飼う人が増えてきています。それらの毛やフケ、だ液や排泄物などから、ぜんそくやアレルギー性鼻炎、アレルギー性結膜炎、皮膚のかゆみなどを起こすことがあります。

小動物とアレルギー

　小動物によるアレルギーの場合、問診により、ある程度診断することができます。例えば、ネコのアレルギーの場合は、ネコを抱いたり触ったりすると、鼻水が出たり、目のかゆみ、充血、皮膚のかゆみ、ぜんそくの発作が起こることがあります。

　これらの症状は、触ったあと、比較的早い時間に出現しますが、ぜんそく症状については、半日くらいすぎてから出る場合もあります。

　血液検査では、イムノキャップ法といって動物の種類別に IgE 抗体を測定します。動物アレルギーのある子どもは IgE 抗体の数値が高く出ます。ただし、飼い始めてすぐは、反応が出ないことがあります。

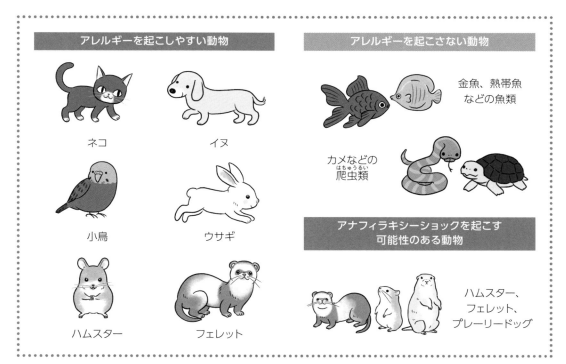

アレルギーを起こしやすい小動物の種類

　アレルギーを起こしやすい小動物は、主に毛のある動物です。ネコ、イヌ、小鳥、ハムスター、ウサギ、フェレットなどがあげられます。

　ハムスターやフェレットは、小動物の中でもネコと同様に強い症状を引き起こす動物です。かまれたときに、アナフィラキシーショックといって、急激な呼吸困難や、意識が低下することもあり、大変危険な状態になることがあります。救急車で運ばれる方もいますので、ぜんそくがあるときはハムスターやフェレットなどは飼わないようにしましょう。

　アレルギーを起こさない動物としては、金魚や熱帯魚などの魚類、カメなどの爬虫類などがあげられます。子どもの情操教育などのために、動物を飼ってみたい、また動物好きの子どもさんの場合には、毛のない動物として金魚や熱帯魚などの飼育がおすすめです。

小動物によるアレルギーの対策

❶できるだけ飼わない

　毛のある動物は飼わないようにします。とくに、動物アレルギーがはっきりしているときは、自宅に飼っていなくても、親戚の家や友達のところで飼っていることがありますので、接触しないように気をつけます。

　もうすでに飼っていて、他の方へ譲ることもできない場合には、寝室には入れないようにして、じゅうたんやカーペットなどは極力使わず、こまめに掃除をします。

❷動物に触った後は、手を洗う

　触った手で自分の目をこすると目がかゆくなったり、腫れたりすることがあります。

Point!!

飼っているイヌやネコはできるだけこまめに洗いましょう。

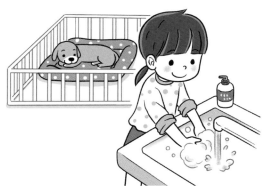

日常生活での注意❹ 発作を防ぐ環境づくり

気管支への刺激を減らすために、生活環境を整えることも大切です。

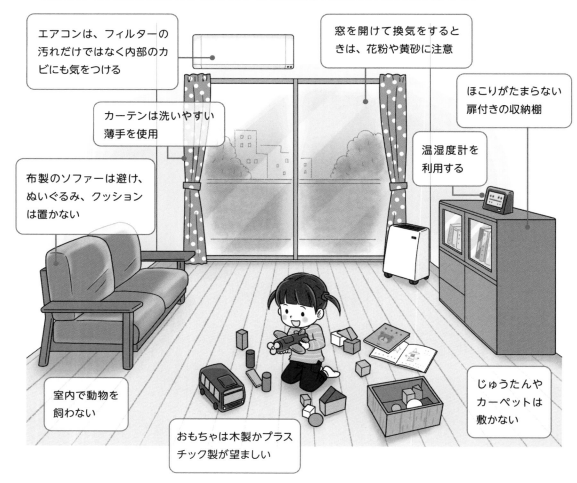

エアコンは、フィルターの汚れだけではなく内部のカビにも気をつける

窓を開けて換気をするときは、花粉や黄砂に注意

ほこりがたまらない扉付きの収納棚

カーテンは洗いやすい薄手を使用

温湿度計を利用する

布製のソファーは避け、ぬいぐるみ、クッションは置かない

室内で動物を飼わない

じゅうたんやカーペットは敷かない

おもちゃは木製かプラスチック製が望ましい

室内環境を整える

❶ほこりをためない

ハウスダストには、人の毛や布類などから出る繊維だけはでなく、ダニやその死骸、排泄物など、アレルギー反応を引き起こす恐れのあるものを数多く含みます。

❷できるだけ毎日掃除機をかける

掃除はダニを含め、ハウスダスト対策の基本です。週に一度は掃除機だけではなく、雑巾も活用して、棚や置物、家具の裏にたまったほこりまできちんととるようにします。

Point!!

環境づくりや環境整備は全て『できれば！』です。保護者が神経質になってストレスがたまると、子どもも同様になり、治療によくありません。

❸室内の湿度は50%以下に

カビの胞子がアレルゲンになるだけではなく、ダニのえさになり、ダニを増やす一因にもなります。室内の湿度を上げすぎないように注意しましょう。観葉植物は室内の湿度を上げ、カビの発生にもつながるので、できるだけ置かない方がよいでしょう。

❹禁煙にする

タバコの煙には、タールやニコチンのほかたくさんの化学物質が含まれ、これらの物質が気管支の過敏性を高める原因となります。

❺空気を汚しにくい冷暖房器具を使用する

冬場はほぼ毎日使用するだけに、パネルヒーターや床暖房など空気を汚しにくいタイプのものを選んで使うとよいでしょう。エアコンの場合、シーズン最初の運転は、フィルターや本体内部も掃除をしてから使います。

❻窓を開けてこまめに換気をする

空気中の汚染物質の全てを空気清浄機が取り除くことはできません。空気清浄機を備えていても、黄砂や花粉に気をつけながら窓を開けて新鮮な空気に入れ替えることが必要です。寒くても冬は、1時間に1回程度を目安に窓を開けて換気をしましょう。換気装置がある住宅では、常に換気装置をつけておくとよいでしょう。

MEMO

加湿器の使用
せきがひどいときや、皮膚の乾燥対策に必要な場合もありますが、水の管理と湿度の上げすぎに気をつけます。

寝具
● 布団を干した後は、掃除機でほこりを吸い取ります

● 防ダニカバーを使いましょう

● まくらは、パイプビーズなど洗えるものを選びます

掃除のポイント

1㎡あたり20秒以上（6畳間で3分強）を目安に掃除機をかけます。窓を開けて、掃除機の排気や舞いたつほこりを逃がします。

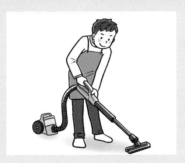
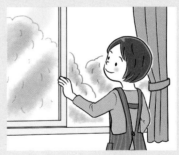

日常生活での注意点❺ かぜなどの感染症

　生活リズムの乱れは、体調不良の引き金となり、かぜなどの感染症が誘因となってぜんそくの発作を引き起こします。

╫ ぜんそくとかぜ

　ぜんそくは、かぜなどの感染症が誘因となり発作を引き起こします。ほとんどのかぜは「ウイルス感染」ですが、それらのウイルスの中でも特に「気管の敏感さ」をつくりやすいウイルスがいくつかあります。よく知られているのはライノウイルスで、通常は鼻かぜを起こす軽いウイルスで春や秋に流行しますが、このウイルスがぜんそく発症のきっかけになることが多いともいわれています。ほかにRSウイルスやヒトメタニューモウイルスの感染では、ぜんそくではないお子さんでもゼーゼーすることがあります。特に低年齢児では細気管支炎という気管の細い部分でウイルスによる炎症が起こるために、感染後にぜんそくを発症しやすくなるといわれています。

ぜんそくとかぜの違いの目安

	ぜんそく	かぜ
鼻水	透明～白色	透明→黄・緑色
せき	朝、夕、寝しな、明け方などに多い（日内変動あり）。	1日中
熱	ない・あっても微熱	38度以上になることあり

花粉症などの合併症

　ぜんそくの子どもはアレルギー体質をもっているために、アレルギー性鼻炎や花粉症を合併することがあります。花粉症の発症は低年齢化していて、学童期になると合併率はさらに高くなります。

✚ かぜ・インフルエンザ予防のポイント

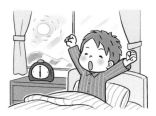

早起き、早寝をする

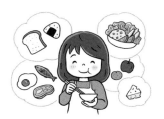

3食きちんとバランスよく食べる

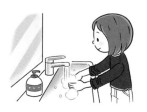

外出後は手洗い、うがい

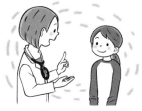

ぜんそくの治療を
しっかりと行う

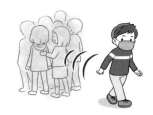

人混みには行かない、
行くときにはマスクを着用する

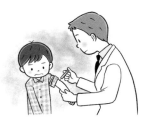

インフルエンザの
予防接種を受ける

　インフルエンザなどの感染症にかかると、ぜんそく発作が出やすくなりますので、予防接種は積極的に受けるようにします。気道粘膜の炎症が強いとウイルスなどに対する防御機能を障害しますので、ぜんそくの治療をしっかりと行うこともかぜにかからない対策のひとつです。

※ Q. かぜをひいたときには、市販の薬を飲んでもいいのでしょうか？

　できるだけ市販薬は使わないで、主治医の先生に処方してもらいましょう。主治医以外を受診するときは、ぜんそくがあることや普段使用している薬を必ず伝えます。

避けたい薬の成分と注意点

	解熱・鎮痛剤	抗菌薬
成分名	アスピリン、インドメタシン、イブプロフェン、スルピリン、メフェナム酸など	エリスロマイシン、クラリスロマイシンなど
注意点	発作の原因となることがある	テオフィリン薬を使っている場合、上記の抗菌薬と併用すると、テオフィリンの血中濃度が上昇して、吐き気やけいれんなどの副作用が出やすい

子どもの 気管支ぜんそく 主な 治療薬

長期管理薬：コントローラー

> 気管支の状態をよくして、発作が起こらないように予防的に使います

内服 **抗アレルギー薬：ロイコトリエン受容体拮抗薬**

- オノン（プランルカスト）　● シングレア、キプレス（モンテルカスト）

テオフィリン徐放製剤

- テオドール、テオロング（テオフィリン）

吸入 **（抗アレルギー薬吸入）**

- インタール（クロモグリク酸ナトリウム吸入液 , エアロゾル）

（ステロイド吸入）

- パルミコート（ブデソニド）：タービュヘイラー（100 μ ,200 μ ）, 吸入液（0.25mg, 0.5mg）
- フルタイド（フルチカゾン）：エアー（50μg, 100μg）, ディスカス（50μg, 100μg, 200μg）
- キュバール（プロピオン酸ベクロメタゾン）エアロゾル（50μg, 100μg）
- オルベスコ（シクレソニド）インヘラー（50μg, 100μg, 200μg）

（ステロイド / 長時間作動型 β_2 刺激薬）

- アドエア（フルチカゾン/サルメテロール）：エアー（50μg）, ディスカス（100μg）
- フルティフォーム（フルチカゾン / ホルモテロール）：エアー（50μg）

（長時間作動型 β_2 刺激薬）

- セレベント（サルメテロール）：ロタディスク（25μg）

注射 **（生物学的製剤）**

- ゾレア（6 歳～）, ヌーカラ（6 歳～）, デュピクセント（12 歳～）

発作治療薬：リリーバー

> 発作が起きたときに使います

（気管支拡張薬） β_2 刺激薬

内服 ● メプチン D.S.　● ホクナリン D.S.　● ベラチン D.S.
　　　 ● メプチンミニ　● メプチン（錠剤）

吸入 ● メプチンキッドエアー , メプチンエアー , サルタノール
　　　 ● メプチン吸入液ユニット（0.3ml）● ベネトリン吸入液

貼付薬 ● ホクナリン：テープ（0.5, 1, 2mg）

（発作時併用薬）

去痰剤 ● ムコダイン（カルボシステイン）
　　　　 ● ムコソルバン , プルスマリン（アンブロキソール）

2023年6月現在

第4章
アレルギー性
鼻炎・花粉症

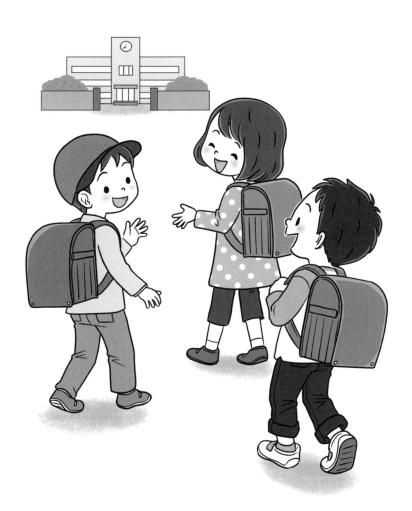

アレルギー性鼻炎・花粉症の基礎知識

　最近は、子どもにおいてもアレルギー性鼻炎や花粉症が増えて、さらに低年齢化してきました。鼻の症状が強いと、睡眠障害や集中力の低下により学業にも影響を及ぼすことがありますので注意が必要です。

病気の特徴

　アレルギーが原因で、突然くしゃみ、鼻水、鼻づまりが起こる病気を、アレルギー性鼻炎と呼んでいます。かぜの症状となかなか区別がつかないこともあります。

　花粉症は、この三大症状（くしゃみ・鼻水・鼻づまり）に目の症状（かゆみ、涙目、充血）を伴うことが多く、全身がだるくなる、頭重感、微熱、ぜんそく症状を起こすこともあります。

発症の時期

　アレルギー性鼻炎は、2歳以下の低年齢でも発症することがわかってきています。しばしばアトピー性皮膚炎の症状が先に起こっていることがあり、ぜんそくを合併する場合もあります。

1998年、2008年、2019年におこなわれた鼻アレルギーの全国調査からは、**スギ花粉症の有病率は著しく増加し（緑矢印）**、特に0〜4歳、5〜9歳の低年齢層では、この10年間で急激に増えていることがグラフからもわかります。**スギ以外の花粉症もすべての年齢で増えています（灰色矢印）**が、通年性アレルギー性鼻炎の有病率はこの20年間でほとんど変わっていないこともわかりました。

年齢・原因別のアレルギー性鼻炎有病率の変化

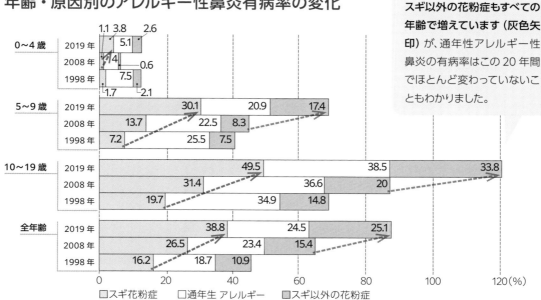

出典　鼻アレルギーの全国疫学調査2019（1998年,2008年との比較）：速報　日耳鼻123: 485-498 ,2020 一部改変

原因

アレルギー性鼻炎

アレルギー性鼻炎の原因には、ダニ、カビ、花粉などがあります。花粉が原因の場合は飛散時季に症状が起こりますが、ダニが原因で起こるアレルギー性鼻炎は、通年性アレルギーと呼ばれ、一年中症状があります。

花粉症

アレルギーを起こす花粉としては、50 種類以上が報告されています。このうち、花粉症を起こす頻度の高いものとしては、スギが最も多くなっていますが、最近ではヒノキ、イネ科のカモガヤやハルガヤ、ブタクサ、ヨモギ、シラカンバなど、スギ以外の花粉症の頻度も急増しています。ヒノキやブタクサなども子どもに増えていると問題になってきていますが、スギ花粉症をもつ子どもの割合は、特にこの 10 年間で急激に増え、5～9歳で30.1%、10 ～19 歳では約半数の 49.5%で、大人の有病率と変わりません。

花粉症の疑いがあるときの受診

耳鼻咽喉科（眼科）またはアレルギー科などに行き、

1. どのような症状なのか
   くしゃみの回数、鼻をかむ回数、鼻づまりの程度、目の症状などが、いつから始まって、どの季節にひどくなるか
2. 生活環境を伝える
   家の近くの環境（樹木の状況）、通学路やよく通る道の環境、1 日のうちに屋外にいる時間と、屋内にいる時間の平均、家族（両親、きょうだい）のアレルギー歴など
3. 行った対処法など
   市販の薬や市販の花粉対策グッズ（マスクやめがね）などを使用したか、医師による診察を過去に受けたことがあるか、またそのときの処方薬や治療についてをくわしく医師に伝えます。

アレルギー性鼻炎・花粉症の症状と対応

アレルギー性鼻炎の症状は、ひどくなると日常生活に支障をきたすことがあります。原因を知って予防をしたり、正しい治療を受けて症状を軽くすることが大切です。

アレルギー性鼻炎の症状と程度

	軽度	中度	重度	最重度
くしゃみ発作・鼻かみ平均回数（1日）	1〜5回	6〜10回	11〜20回	21回以上
鼻づまりの感じ	口呼吸はまったくないが、鼻づまりがある	鼻づまりがひどく、口呼吸が1日のうち、ときどきある	鼻づまりが非常にひどく、口呼吸が1日のうち、かなりの時間ある	1日中完全に鼻がつまっている
日常生活の支障度	勉強、作業などにあまりさしつかえない	勉強、作業などに少しさしつかえがある	勉強、作業などにさしつかえる	勉強、作業などにかなりさしつかえる

✚ 症状

アレルギー性鼻炎

朝起きてから急に鼻がむずがゆくなり、くしゃみの連続発作、鼻水は透明で多量に出ます。また、鼻づまりの症状もあります。これらの症状は早朝に起こりやすいのが特徴です。普段は鼻内のかゆみに始まり、その後、激しいくしゃみ発作が起き、続いて多量の水様性鼻水が出現します。鼻のかゆみのため鼻いじりや、鼻を上下にこすったり、鼻血が出たりすることが多くみられます。

花粉症

主に鼻や目を中心に起こります。花粉が飛び始めると、くしゃみ、鼻水が多量に出ます。鼻づまりにより、睡眠不足になりやすくなります。集中力がなくなり、勉強にも支障をきたしたり、落ち着きがなくなったりします。

目では、花粉が眼球やまぶたにつくと結膜が充血し、涙が出て、強いかゆみが起こります。また、まぶたが腫れて目がむくんだようになり、かゆみのため目をこすり、そのため結膜や角膜を傷つける場合もあります。

症状への対応

環境整備

スギ花粉症対策を（アレルゲン除去）

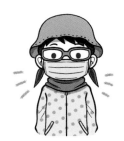

外出時

● マスク、帽子、花粉用めがねの着用
● 花粉を落としやすい素材の服を着る
● 飛散時期は外出を控える

帰宅後

● 手洗い、洗顔、うがい、鼻かみ、シャワーなど

室内環境

● 飛散の多い日の換気は短時間で小さく窓を開ける、もしくは、空気清浄機を利用するなど

鼻水

❶ 鼻をかむ

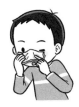

注意

できるだけやわらかいティッシュペーパーを使いましょう。鼻の下がカサカサ、ヒリヒリするときには、なめたり、こすったりしないようにします。

片方の鼻をおさえて、ゆっくりと少しずつかみます。乳児では、鼻水吸引器などで 吸いとるか、綿棒でとります。

❷ 処方されている薬を使います

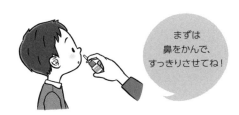

まずは鼻をかんで、すっきりさせてね！

点鼻薬はよく振って、片方の鼻を押さえて、噴霧し、ティッシュペーパーなどで少し押さえます。

鼻血

アレルギー性鼻炎の子どもは、よく鼻血が出ることがあります。

❶ いすに座って軽く下を向きます。

NG 対応!!

上を向くと、血液が食道へ流れ込み、気持ちが悪くなります

❷ 鼻をつまみ、圧迫します。

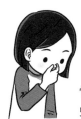

さらに、おでこから端に冷たいタオルを当てて冷やすのも効果的です

骨の上ではなく、柔らかい小鼻の上を5分間つまんでおさえます。

大量に出血して、血がなかなか止まらない、歯肉など鼻以外からも出血している場合には病院へ。

日常生活での注意❶ 薬の使用

　アレルギー薬は、大人が使えるものでも子どもへの使用が認められていないものがあります。家族などで同じような症状でも、本人への処方でないものは使用してはいけません。

井 アレルギー性鼻炎の薬

内服薬

　内服薬としては、抗ヒスタミン薬、抗アレルギー薬、副腎皮質ステロイド薬があります。

　抗ヒスタミン薬はくしゃみや鼻水、かゆみに効果があり、比較的早く効きます。主に症状が出たときに用います。種類によっては眠気や倦怠感が出て、集中力が低下するものもありますので注意します。

　抗アレルギー薬は、慢性のアレルギー性の炎症をおさえるために、長期に用います。最近では、眠気が起こりにくく、1日1回の内服で効果が出るものがあります。長期に服用することで症状の改善につながります。

　副腎皮質ステロイド薬の内服は、重症例や難治例に使われることがあります。多くは抗ヒスタミン薬との合剤が用いられますが、この場合には症状の強いときに、短期間の使用にとどめます。

点鼻薬

　点鼻薬としては、軽症、中等症の場合は抗アレルギー薬を中心に、中等症以上の場合には副腎皮質ステロイド薬が用いられます。鼻閉が強い場合には、血管収縮薬を使うこともあります。

　しかし、使いすぎると、逆に鼻づまりが悪化するので、決められた回数を必ず守り、1週間以内で中止しましょう。

市販のアレルギー用の薬は使っていいの？

　医薬品は、病院で処方してもらう「医療用医薬品」と薬局やドラッグストアで購入できる「OTC（Over The Counter）医薬品」に分けられます。

　医療用医薬品は、医師がその人の症状に適した種類・使用量を処方しますが、OTC医薬品は、購入する人が自らの判断で選ぶもので、安全性が高いとされる複数の有効成分を配合した配合剤が多く、医療用医薬品よりも含まれる有効成分量が少なく設定されることもあります。現在市販されている小児でも使えるアレルギー薬には以下のようなものがあります。アレルギー症状が出て、どうしても病院へ行けない場合のみ市販薬を使用してもよいですが、基本的には病院で処方してもらいましょう。

内服薬

❶アレグラFXジュニア®（久光）**7～11歳** 1回1錠、**12～14歳** 1回2錠いずれも1日2回
　フェキソフェナジン塩酸塩 1錠中30mg
❷宇津こども鼻炎顆粒（宇津救命丸）**1歳以上**　年齢によって用量は異なる 1日3回
　<u>クロルフェニラミンマレイン酸塩</u>ほか
❸パブロン鼻炎カプセルSα小児用（大正製薬）**7～14歳** 1回1カプセル 1日2回
　塩酸プソイドエフェドリン、<u>マレイン酸カルビノキサミン</u>、ベラドンナ総アルカロイド
※アレグラFX®（久光）、アレジオン20®（エスエス製薬）、クラリチンEX®（大正製薬）には15歳未満の小児への適応はありません。

点鼻薬

❶ザジテンAL鼻炎スプレー（グラクソ・スミスクライン）**7歳以上** 1回1～2滴 1日4回
❷パブロン点鼻（大正製薬）**7歳以上** 1回に1～2度ずつ鼻腔内に噴霧　なお、3時間以上の間隔をおいて、1日6回まで
　ナファゾリン塩酸塩、<u>クロルフェニラミンマレイン酸塩</u>ほか
※7歳以上の適応があっても血管収縮薬との合剤の場合は、注意が必要です。
※フルナーゼ点鼻薬（季節性アレルギー専用）15歳未満の小児への適応はありません。

点眼薬

❶ノアールPガード点眼薬（佐藤製薬）**7歳以上**　1回1滴 1日2回
　ペミロラストカリウム
❷アイリスAGガード（大正製薬）**7歳以上** 1回1～2滴　1日4～6回
　ケトチフェンフマル酸塩ほか
❸エージーアイズ アレルカットM（第一三共ヘルスケア）**7歳以上** 1回1～2滴　1日4回
　クロモグリク酸ナトリウム/クロルフェニラミンマレイン酸塩他
❹スマイルアルフレッシュKIDS（ライオン）**4歳以上**　1日3～6回
　<u>クロルフェニラミンマレイン酸塩</u>ほか

※アンダーライン：第1世代抗ヒスタミン薬

（2023年3月現在）

舌下アレルゲン免疫療法 (SLIT : Sublingual Immunotherapy)

どんな治療法なの？

　自然に曝露されるよりたくさんのアレルゲン（抗原）が体内に取り込まれると、リンパ球などの免疫の力が働き、アレルギー反応が起こらなくなるようになること（免疫寛容）を目的とした治療です。食物アレルギーの子どもが少しずつ食べていくことにより治っていく（耐性を獲得する）のと似ています。要するに、症状を一時的に抑える対症療法ではなく、根本的にアレルギーを治す治療法です。

　以前から減感作療法といわれてハウスダストやスギ花粉などの皮下注射で行われていました。しかし、痛みを伴う、病院に行かなければならない、全身性の副反応があるなどの問題があり、最近はあまり行われなくなってきました。

　ところが花粉症やアレルギー性鼻炎の有症率が上がり、社会問題にもなってきたため、2014年から12歳以上のスギ花粉症患者に対しシダトレンという液体の舌下免疫療法が開始されました。現在舌下免疫療法は、スギ花粉症またはダニアレルギー性鼻炎と確定診断された患者さんが治療を受けることができます。2018年から現在の錠剤となり、さらに対象年齢の制限もなくなり（一般に5歳以上が目安）小児も服薬できるようになりました。きちんと抗原検査をして、アレルゲンを特定したうえで治療を行った場合、小児では80%以上の症例で有効と報告されています。また、この治療法では全身の副反応の報告はなく、口の中の腫れやかゆみ、違和感、唇の腫れ、のどの刺激感、かゆみなどの軽微な副反応のみです。そしてこれらの副反応も、吐き出し法（1分間舌下に薬剤を保持した後、飲み込まずにつばと一緒に溶けた薬剤を吐き出す）、吐き出し＋うがい法などを工夫することにより、1週間程度で慣れて副反応を感じなくなることがほとんどで安全に使用できます。

　処方は講習を受けた登録医のみが可能ですが、耳鼻科、内科、小児科など処方できる病院は増えてきています。

どのような効果があるの？

　治療効果は、スギの場合治療を開始後に初めて迎えるスギ花粉シーズンから、ダニの場合も3～6か月程度で効果を感じることが多いです。また、もともとアレルギー性鼻炎の治療薬ですが舌下免疫療法を行うと、そのアレルゲンが原因である場合には、ぜんそくやアトピー性皮膚炎、アレルギー性結膜炎の症状も一緒に改善することがあります。

　1日1回、少量の初期治療薬から服用をはじめ、その後維持量に増量し3年間継続して服用します。初回は、医療機関で医師の監督のもとに服用し、2日目からは自宅で服用します。治療薬を舌の下に置き、1分間（アシテアの場合は完全になくなるまで）保持した後、飲み込みます。その後5分間はうがいと飲食を控えます。

❶スギ

　シダキュア®：初期量2,000JAUを1週間後に維持量5,000JAUに増量

❷ダニ

　ミティキュア®：初期量3,300JAUを1週間後に維持量10,000JAUに増量

　アシテア®：1日目100単位（IR）、2日目200IR、3日目～300IR.

　ヤケヒョウヒダニとコナヒョウヒダニを50％ずつ含んでいるが、ダニエキスの量が異なる（アシテアはミティキュア×約5.7倍）。

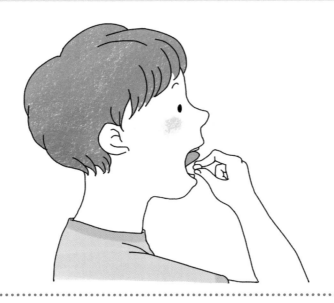

日常生活での注意❷ 合併症と気をつける病気

アレルギー性鼻炎の合併症として慢性副鼻腔炎、また、気をつけたい病気として滲出性中耳炎があります。

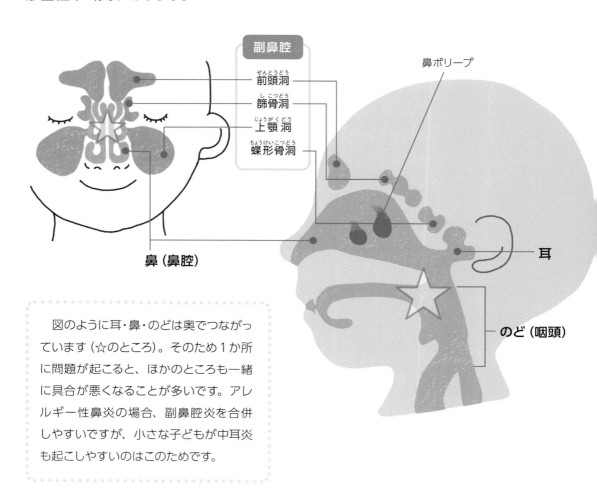

副鼻腔

前頭洞（ぜんとうどう）
篩骨洞（しこつどう）
上顎洞（じょうがくどう）
蝶形骨洞（ちょうけいこつどう）

鼻ポリープ

耳

鼻（鼻腔）

のど（咽頭）

図のように耳・鼻・のどは奥でつながっています（☆のところ）。そのため1か所に問題が起こると、ほかのところも一緒に具合が悪くなることが多いです。アレルギー性鼻炎の場合、副鼻腔炎を合併しやすいですが、小さな子どもが中耳炎も起こしやすいのはこのためです。

慢性副鼻腔炎

副鼻腔炎には、急性副鼻腔炎と慢性副鼻腔炎（いわゆる蓄膿症（ちくのうしょう））があります。慢性副鼻腔炎はアレルギー性鼻炎の合併症といわれていますが、アレルギー性副鼻腔炎、好酸球性副鼻腔炎などに分けられています。副鼻腔は、鼻腔を取り囲むように隣接する4つの腔洞で、細い通路で鼻腔とつながっています。副鼻腔炎が起こって粘膜がむくんでうまく鼻汁やうみが排出できな

MEMO

鼻腔と副鼻腔には細い通路があり、副鼻腔に鼻汁や膿がたまっても、通常は粘膜上の細かい毛（線毛）の働きで鼻腔へと排出されます。

第4章 アレルギー性鼻炎・花粉症

くなると、副鼻腔がパンパンになり鼻腔や神経などが圧迫されるため、眼の奥やほっぺたの奥が痛くなったり頭痛が起こったりします。また、においも感じなくなります。

　また、以前から慢性副鼻腔炎に伴って、鼻茸という鼻腔や副鼻腔の粘膜から生じる良性のポリープが知られています。鼻づまりや嗅覚障害が起こりますが、最近は好酸球性副鼻腔炎に伴ってできる、多発性かつ難治性の鼻茸（両側の篩骨洞に多い）が問題となっています。ニカワ状の粘り気の強い鼻汁が特徴で、強い嗅覚障害や重症ぜんそく（アスピリンぜんそくも多い）を合併し、末梢血の好酸球増多がみられます。ステロイドの内服は有効ですが手術をしても再発が多く治療に難渋します。

滲出性中耳炎

　アレルギー性鼻炎の子どもは、しばしば滲出性中耳炎を合併することがあります。滲出性中耳炎は、急性中耳炎とは違って、中耳に滲出液はたまっていますが、耳痛や発熱といった急性の症状はありません。

　急性中耳炎は6か月〜6歳ぐらいの子どもに多くみられ、滲出性中耳炎は4〜8歳ぐらいの子どもに多くみられます。

　滲出性中耳炎の症状は、成人では耳閉塞感、難聴、耳鳴を訴えますが、子どもでは自覚症状を訴えないため、注意が必要です。テレビの音量を大きくする、呼んでも返事をしないなどの状態がみられたら気をつけましょう。日常生活における注意深い観察が必要です。

アレルギー性鼻炎に関係したその他のトラブル **口呼吸**	鼻の中のかゆみのため鼻をこすると、口の周りのただれや鼻の中の粘膜が腫れて、鼻での呼吸が苦しくなり、口呼吸になってしまうことがあります。 　鼻には防御機能があり、呼吸で体内に入ってきた空気に含まれるゴミや細菌などを取り除き、また、肺へと送られる空気の温度や湿度を一定にしますが、口にはこの機能が備わっていません。このため、口呼吸が続くと感染症にかかりやすくなることがありますので、アレルギー性鼻炎は、きちんと治療することが大切です。

子どもの アレルギー性鼻炎 主な 治療薬

内服薬

＜抗アレルギー薬＞

ケミカルメディエーター遊離抑制薬

● アレギサール　　● ペミラストン

第2世代抗ヒスタミン薬

● ザジテン　　● アゼプチン　　● ゼスラン　　● ニポラジン　　● アレジオン　　● アレロック

● アレグラ　　● クラリチン　　● ザイザル

ロイコトリエン受容体拮抗薬

● オノン (プランルカスト)　　● シングレア, キプレス (モンテルカスト)

その他

第1世代抗ヒスタミン薬

● ペリアクチン　　● ポララミン

その他

● ディレグラ (アレグラと血管収縮薬の合剤)　　● アイピーディ (Th2 サイトカイン阻害薬)

● セレスタミン (ベタメタゾン＋ポララミンの成分)＊1

点鼻薬

ケミカルメディエーター遊離抑制薬

● インタール　　● ザジテン　　● リボスチン

ステロイド薬

● リノコート　　● フルナーゼ　　● ナゾネックス　　● アラミスト

血管収縮薬

● プリビナ＊2

ステロイド薬 / 血管収縮薬合剤

● コールタイジン＊2

注射薬

生物学的製剤

● ゾレア＊3

2023年6月現在

＊1：ベタメタゾン (ステロイド) の内服は全身性の副作用があるため、必要時最低限の使用にとどめ、連用しないように注意する。

＊2：血管収縮剤は2歳以下の乳幼児に対しては、発汗・除脈などの全身性の副作用が出やすいので使ってはいけない。即効性があり、自覚症状の改善度も高い薬であるが頻回または長期の使用で逆に鼻づまりが悪化するので、1日に1～2回を、1週間程度の使用にとどめる。

＊3：重症スギ花粉症で既存治療に効果がない場合、12歳以上で適応がある。

第5章
アレルギー性結膜炎

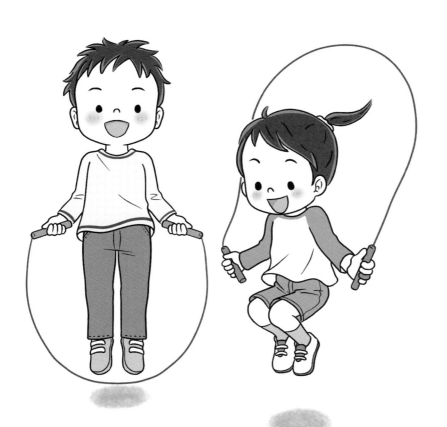

アレルギー性結膜炎の基礎知識

かゆみのために目をこする、目の充血、まぶたや目の周りの腫れ、まばたきをする回数が多いときには、アレルギー性結膜炎のサインです。小さな子どもの場合、自分から症状を伝えられないために注意する必要があります。

病気の特徴

アレルギー性結膜炎とは、目の結膜や角膜にアレルゲン（抗原）がついて、目が赤くなる、かゆみ、目のまわりの皮膚に湿疹などが出る病気です。アレルゲンによる発症のしかたにより、季節性、通年性と2つに分けられます。

またそのほかに、アトピー性皮膚炎に合併して起こる慢性の角結膜炎で、もともとアトピー性皮膚炎がある子どもに起こる"アトピー性角結膜炎"、春から夏にかけて悪化する"春季カタル"、コンタクトレンズ、義眼などの刺激で起こる"巨大乳頭性結膜炎"もあります。これらを4つまとめて、アレルギー性結膜疾患と呼んでいます。かゆみから、まばたきをする回数が増えたり、顔をしかめたりするので、チック症と間違えられることがあったり、目の充血から感染症と間違えられることもあります。アレルギーということを周囲の大人が早めに気づいてあげることも大切です。

アレルギー性結膜疾患

① アレルギー性結膜炎
　（季節性、通年性）
② アトピー性角結膜炎
③ 春季カタル
④ 巨大乳頭性結膜炎

発症の時期

アレルギー性結膜疾患のうち、アレルギー性結膜炎が最も多く、約85%で、アトピー性角結膜炎は約14%、春季カタルは約1.6%とされています。

アレルギー性結膜炎の好発年齢は10歳代が最多で、年齢が上がるとともに減少する傾向にあります。季節性アレルギー性結膜炎のアレルゲンはほとんどが花粉で、特にスギ花粉によるアレルギー性結膜炎の発症は低年齢化しています。

春季カタルは幼小児期の男児に好発します。

目の構造

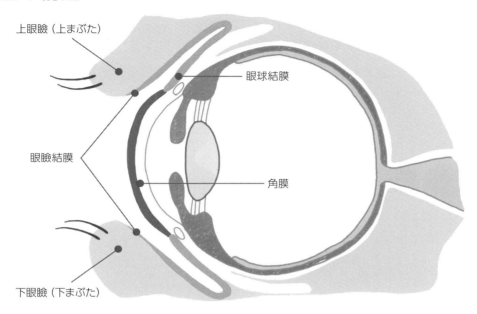

上眼瞼（上まぶた）

眼球結膜

眼瞼結膜

角膜

下眼瞼（下まぶた）

結膜は、目の表面の白目の部分を「眼球結膜」、上下まぶたの裏側の赤い粘膜部分を「眼瞼結膜（がんけん）」といいます。結膜からは常に粘液が分泌されて、目の表面を潤すとともに、細菌やウイルスなどから目を守っています。

原因

花粉、ダニ、ハウスダスト、動物のフケなど、さまざまなものがあり、化学物質による刺激などによっても起こります。最も代表的なアレルゲンは、花粉症の原因となる花粉です。

なかでもスギ花粉、イネ科植物花粉が多く、スギの生息していない地域では、シラカンバなども重要です。通年性のアレルギー性結膜炎では、主にダニ、ハウスダストなどですが、最近ではペットによるアレルギー性結膜炎も問題となっています。また、ドライアイなどで涙液が少ないと、アレルゲンを洗い流すことができないために、アレルギー性結膜炎を起こしやすくなります。

MEMO

食物アレルギーがある場合、その症状として目のかゆみや異物感が起こることもあります。

アレルギー性結膜疾患の症状と対応

　アレルギー性結膜疾患にはアレルギー性結膜炎以外にもいくつかの病気がありますが、Ⅰ型アレルギーが関係しているため、目の充血やかゆみなどの症状は似ています。

症状

　自覚症状としては、目のかゆみ、異物感（目がゴロゴロする）、涙が出る、目やに（眼脂）がみられます。アレルギー性結膜炎の目やには白色または半透明ですが、春季カタルではより粘りの強い目やにが出ます。また、目の充血、まぶたの腫れや、むくみなども起こります。一時的な軽いものから、重症なものまでさまざまです。

　充血は、眼瞼結膜（まぶたの裏側）だけではなく、眼球（白目）結膜にもみられます。その他、目のアレルギーでは、くしゃみや鼻水などのアレルギー性鼻炎の症状を伴うこともあります。

アレルギー性結膜疾患の分類

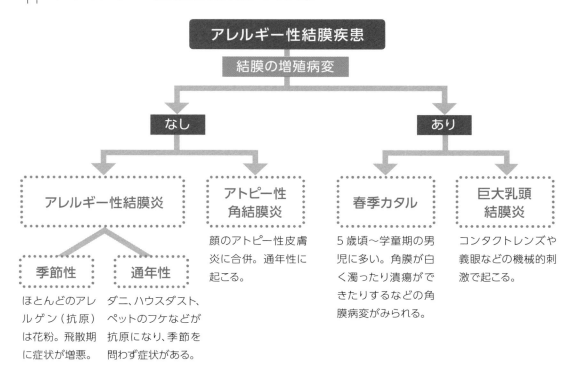

⊞ 環境整備

アレルゲンの除去

目や目の周辺を清潔にする

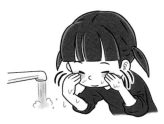

洗顔の際に目の周辺をやさしく洗います。

 水道水で直接眼球を洗うと、涙を
流しすぎて目を傷つけたり、雑菌が
付着したりしやすいので避けます。

室内環境を整える

● 掃除機をこまめにかけます。

● 空気清浄機を利用します。

● 寝具の天日干しなどでダニの増殖を抑えます。

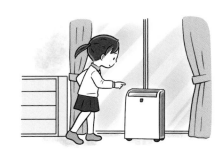

⊞ 症状への対応

かゆみ

❶ 花粉などの原因となるアレルゲンを洗う

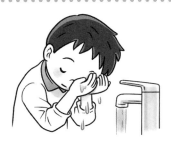

きれいに洗った手をカップ状にして水道水を満
たし、目をつけてパチパチまばたきをします。
これを何度か繰り返して異物を洗い流します。
冷たいタオルを当てて冷やすのも、かゆみを和
らげる効果があります。

注意

重症な場合は、防腐剤無添加の人工涙液の点眼で洗い
流すこともあるので、主治医の先生に相談しましょう。

 洗眼用のカップに洗眼液を入れてま
ばたきするタイプの洗眼方法は、ま
ぶたやまつげ、顔の皮膚についてい
る花粉や汚れ、菌などが眼に入って
しまう可能性があり、あまりおすすめ
できません。

受診の目安　　市販の抗アレルギー点眼薬を使用しても症状が改善しない場合には、
眼科専門医を受診します。重症の場合はステロイド点眼薬が用いられる
場合もありますが、短期間の使用でも、副作用として眼圧が上昇するこ
とがあります。
　　漫然と使用していると緑内障を起こす場合もありますので、定期的に
診察を受けたうえで使用することが大切です。

❷ 薬を使う

　市販の薬を使用するときには、抗アレルギー薬などを選ぶとよいでしょう。抗アレルギー点眼薬は、ステロイド点眼薬に比べると即効性はあまりありませんが、安全性が高く大きな副作用もないため、長期間使用できます。

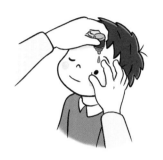

容器の先がまぶたやまつげにふれないようにします

下まぶたを軽く広げて1〜2滴を点眼します。

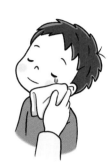

あふれた液は清潔なガーゼやティッシュペーパーで拭き取ります

点眼後はまぶたを閉じて10秒ぐらい目をつぶります。

点眼薬と眼軟膏（がんなんこう）

　点眼薬は通常2〜3分で角膜から吸収されますが、眼軟膏は長くとどまって効果が持続するため、点眼の回数を減らしたり、角膜炎による痛みを和らげたりするメリットがあります。しかし、点入が難しい、目のぼやけ、異物感、ベタベタ感などで使いづらい薬でもあります。小児の場合は、目の周りの湿疹に対して使用することが多いです。ステロイド入りのタイプでは、子どもが目をこすったときに目の中に軟膏が入ることを心配する保護者が多いのですが、基本的に目の周囲の皮膚はうすいので、濃度の低い眼軟膏が作られていますし、眼軟膏はもともと点入できるものなので、目に入っても大丈夫です。ぬり方は、親指と人差し指で軟膏をなじませてから、子どものまぶたや目の周りに薄く塗布します。

✚ 目の感染症予防のポイント

　アレルギー性結膜炎やドライアイの人は、目の感染症が起こり
やすいことを理解して予防しましょう。

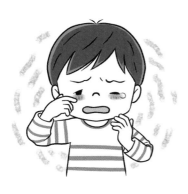

目やに、涙目、ゴロゴロする
ときには、こすらないで早め
に眼科へ行きます。

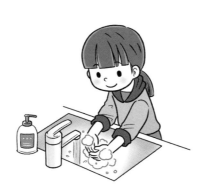

うがい、石けんでの手洗いを
こまめにします。

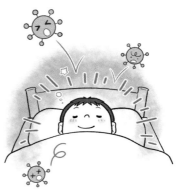

よい生活習慣でウイルスなど
に負けない体をつくります。

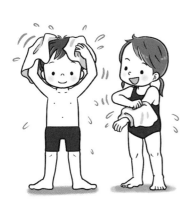

友達とタオルの貸し借りはや
めます。

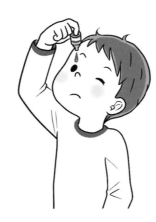

目薬を使用するときには、
手で容器の先を触ったり、
まぶたやまつげに触れない
ようにします。

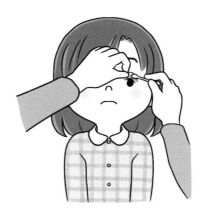

目にゴミが入ったときには、
こすらないで水でぬらした綿
棒で拭きとります。

日常生活での注意 間違われやすい目の病気

アレルギー性結膜炎の症状は目の感染症と類似している部分があり、いずれも流涙、結膜充血をきたしますが、その原因が異なるため、対応の仕方も違います。

目の感染症

咽頭結膜熱（プール熱）

アデノウイルス（主に3、4、7型など）による感染症で、感染してから5〜7日で発病します。突然38〜39℃を超える高熱で発症することが多く、1日の中で高熱と37℃台の微熱の間を上下する弛張熱が4〜5日続き、頭痛やのどの痛み、首などのリンパ節の腫れを伴います。両目または片目が真っ赤に充血し、涙目や目やにが多く、夏ごろに流行するため、一般的にプール熱と呼ばれます。全身がだるくなる、せき、鼻水、腹痛などの症状が出ることがあります。

学校保健安全法でインフルエンザと同じ第2種の学校感染症に指定されています。主要症状がなくなった後2日経過するまで登園・登校することができません（登園・登校許可証が必要な場合があります）。

学校感染症 第2種

流行性角結膜炎（はやり目）

アデノウイルス（8、19、37、54型など）によって起こる感染力の非常に強い結膜炎です。充血が強く、目やに、まぶたの腫れや痛みを伴います。角膜（黒目）にまで炎症がおよぶと、視力障害を残すこともあるため、早めに眼科を受診しましょう。

学校感染症 第3種

細菌性結膜炎

乳幼児に多く見られます。細菌の種類によっても異なりますが、充血、粘り気のある目やに、流涙などの症状があります。かぜをひいているときに症状が出ることも多く、原因としては、黄色ブドウ球菌、肺炎球菌、インフルエンザ菌が多く認められます。

井 その他の病気

鼻涙管狭窄・閉塞

　不要になった涙の90%は、目頭にある2つの涙点という穴から鼻涙管を通って、鼻の奥に流れていきます（残り10%は蒸発）。この鼻涙管が生まれつき塞がっている（閉塞）、または狭い（狭窄）場合は、目の中に余分な涙がたまってしまいます。いつもきれいに流れていれば菌やウイルスは増えづらいのですが、涙がたまっていると菌やウイルスが増えて結膜炎を起こしやすくなり、目やに（眼脂）の原因となります。もともと鼻涙管が細い子が鼻づまり（鼻の粘膜がむくんで空気の通り道が狭くなる）を起こすと、鼻涙管の鼻側の出口がより小さくなり、涙がきれいに流れないために涙目になったり、目やにが出たりします。かぜをひくとすぐに目やにが出る子がいるのはこのためです。閉塞の場合はブジーという細い棒で鼻涙管を通す処置をすることもありますが、6か月～3歳くらいで自然によくなることも多くみられます。

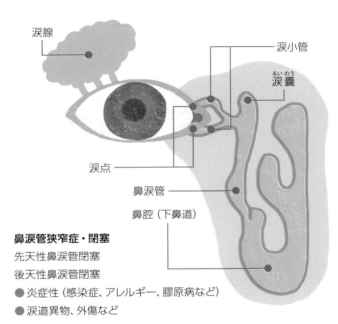

涙腺
涙小管
るいのう
涙嚢
涙点
鼻涙管
鼻腔（下鼻道）

鼻涙管狭窄症・閉塞
先天性鼻涙管閉塞
後天性鼻涙管閉塞
● 炎症性（感染症、アレルギー、膠原病など）
● 涙道異物、外傷など

さかさまつげ（睫毛内反）

　まつげは本来外向きに生えて、目の中に異物が入らないように、目を保護する働きがあります。ところがまつげが内向き「さかさまつげ」になると、涙目やゴロゴロしたり、目をこすって充血や目やにがでたり、視力が低下したりすることもあります。

　赤ちゃんは、まぶたの脂肪が厚く頬はふっくらしていて、鼻根部も低いため、鼻側の下まつげが内反することが多いのですが、まだ産毛のようにやわらかいので、涙目以外に強い症状が出ることは多くありません。多くは2歳頃までに自然に治ります。2歳以降でも成長に伴って改善していくこともありますが、症状が強い場合や視力障害がある場合には、早めに手術が必要となります。

子どもの アレルギー性結膜炎 主な 治療薬

点眼薬

＜抗アレルギー薬＞

ケミカルメディエーター遊離抑制薬

- ● ペミロラストカリウム：アレギサール点眼液 0.1％ , ペミラストン点眼液 0.1％
- ● トラニラスト：リザベン点眼液 0.5％、トラメラス点眼液 0.5％
- ● イブジラスト：ケタス点眼液 0.01％
- ● クロモグリク酸ナトリウム：インタール点眼液 2％

ヒスタミン H1 受容体拮抗薬

- ● ケトチフェンフマル酸塩：ザジテン点眼液
- ● レボカバスチン塩酸塩：リボスチン点眼液 0.025％
- ● オロパタジン塩酸塩：パタノール点眼液 0.1％
- ● エピナスチン塩酸塩：アレジオン点眼液 0.05％ , アレジオン LX 点眼液 0.1％

＊内服の抗アレルギー薬は点眼薬だけでは効果不十分な症例では点眼液と併用するが、アレルギー性結膜疾患のみでは保険適用は無い（花粉症では適用あり）

＜ステロイド薬＞

- ● ベタメタゾンリン酸エステルナトリウム 0.01％、0.1％
- ● デキサメタゾンリン酸エステルナトリウム 0.1％
- ● デキサメタゾンメタスルホ安息香酸エステルナトリウム 0.02％、0.05％、0.1％
- ● フルオロメトロン 0.02％、0.05％、0.1％

＜免疫抑制剤＞

- ● シクロスポリン：パピロックミニ点眼液 0.1％
- ● タクロリムス水和物：タリムス点眼液 0.1％

眼軟膏

- ● ベタメタゾンリン酸エステルナトリウム・フラジオマイシン硫酸塩 0.1％
- ● デキサメタゾンメタスルホ安息香酸エステルナトリウム 0.05％
- ● フラジオマイシン硫酸塩・メチルプレドニゾロン 0.1％
- ● プレドニゾロン酢酸エステル 0.25％

2023年 6 月現在

第 5 章　アレルギー性結膜炎

第6章
園・学校での対応

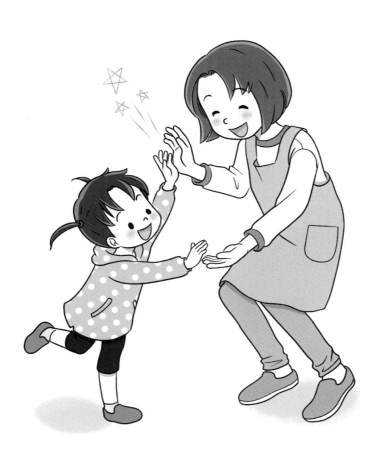

園・学校生活とアレルギー

アレルギーの病気をもっている子どもの頻度は高く、病気の種類も多いうえ、さらにはアナフィラキシーショックを起こせば命に関わることもあります。そのため現場の先生方は、十分な知識をもって保護者から病気の状況や対応を聞き取り、子どもたちに目を配らなければなりません。

園・学校におけるアレルギーとの関わり

保育園、幼稚園に入園する前からアレルギーの病気がわかっている場合は、入園前に「保育所におけるアレルギー疾患生活管理指導表」を保護者から提出してもらいます。小・中・高等学校でも注意が必要なアレルギー疾患がある場合は、入学前に「学校生活管理指導表（アレルギー疾患用）」を提出してもらいます。

生活管理指導表→ P.30

事故を防ぐために、指導表に沿って保護者と面談をして詳細を聞き取り、子どもたちが安心してすごせる受け入れ体制をつくります。

また、園や学校で起こったアレルギー反応は、実際にその場に居合わせた担任の先生や保健師、養護教諭と医師が直接連絡を取り、情報を共有します。子どものアレルギー疾患の継続した管理にあたっては、保護者と医療機関のみならず、園・学校などの教育機関、地域行政機関などの多職種との連携が必要になることもあります。

園におけるアレルギーリスク

集団での生活時間が長く、特に保育園では、学校や幼稚園と比較すると朝から夕方（子どもによっては早朝から夜）までで、食事の提供回数が多く、午睡があるのも特徴です。そのほかにも、園児の年齢的な要因として、食物アレルギー、アトピー性皮膚炎、ぜんそくなどのアレルギー疾患にかかりやすい年齢です。

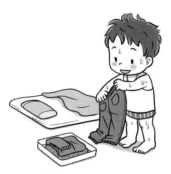

外遊びや午睡後に汗をかくなど
による皮膚の汚れ

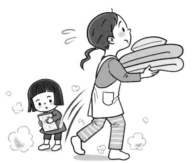

ほこりなどのアレルゲンへの曝露

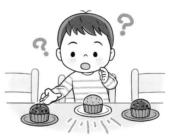

昼食、おやつ、ミルクなど
での誤食

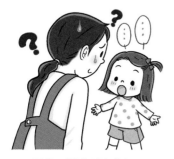

言葉の発達が未熟なの
で伝わらないこともある

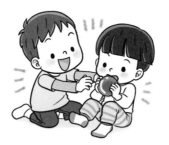

よだれ、指しゃぶり、おもちゃなど
からアレルゲンに触れる可能性

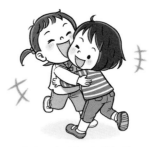

抱きつき、手つなぎなど、
密な接触がある

食物アレルギー

　園は、食事やおやつなどの回数が多いので誤食の機会も多く
なります。特に"いつもと違う"ときに事故が起こりやすくなるの
で、担任の先生がお休みのとき、延長保育で遅番の先生が対応
するときなどはより慎重に確認をしましょう。低年齢児では、言
語によるコミュニケーション能力が未熟なので、誤食や症状の誘
発に気づくのが遅れることもあります。重症なアレルギー児では
おもちゃや床にこぼした食物などに反応する可能性もあり、慎重
な対処が必要となります。

事故対策

園で給食を提供している場合

　食物アレルギーの子どもの食事の対応は大きな課題です。除
去食を作る場合には、代替食品を取り入れて、できるだけ栄養に
過不足をきたさないように対応します。また、ひとつの食品に対
してのアレルギーの場合は対応が可能でも、複数の食品にアレル
ギーがあったり、アナフィラキシーのように強い症状が出現した

りする場合など、厳重な除去をしなければならない子どもには、保護者とよく話し合ったうえでお弁当の持参を検討します。

アレルギーの子どものとなりに座る

乳幼児では、となりの子どもの食品に手を出して食べてしまったり、こぼれて落ちたものを食べてしまったりしてアレルギー症状が出現してしまうこともあります。食物アレルギーをもつ子どもたちを同じテーブルに座らせて、先生がとなりに座り事故を未然に防ぎましょう。

アトピー性皮膚炎

手づかみ食べによる手や口周囲への食物の接触はアトピー性皮膚炎を悪化させるので、食事の後はできるだけ手と口のまわりを洗います。

小さな子どもは、食後に口の周りが赤くなることがあります。すべてが食物アレルギーやアトピー性皮膚炎とはいえません。乾燥や乳児湿疹で敏感になっている肌に食物がつくことによる接触性の影響が多くあることを知っておきましょう。

湿疹がひどいとき

プールの水（塩素）がしみると、痛いのでプールに入るのを嫌がることがあります。また、皮疹の状態が悪いときに、友達に指摘されて精神的なストレスとなることもありますので配慮が必要です。

● 虫刺されをかき壊してとびひになると、アトピー性皮膚炎も悪化します。虫よけ対策は必要ですが、虫よけスプレーやほかの防虫剤などは使用前に使っても大丈夫かを保護者に確認することが必要です。

● 制服や体操着の素材や形などが増悪因子になることもあるため、注意しましょう

● ふれあい動物園や遠足で動物を触る場合は、事前に確認をしましょう。

気管支ぜんそく

散歩や激しい遊び、午睡でぜんそく発作が出ることがあります。走り回ったり午睡のときにせきが出たり、せきで目が覚めたりすることがある場合は保護者に伝えます。

> **MEMO**
>
> タオルで口の周りを拭くのは、"こする"ことになり、皮膚に刺激を与えたり、アレルゲンを薄くぬり広げたりする可能性があり、望ましくありません。

遊び

散歩や走り回るとせきをしている場合には、静かな遊びに誘いましょう。低年齢児はお散歩カーに乗せて歩かせない、保育者の人手があるときは園内での遊びに変更するなどの工夫をします。

動物との接触

室内で毛のある動物（ハムスター、ウサギなど）の飼育は避けます。また、ふれあい動物園などの行事では、事前に接触の可否を保護者に確認しておきます。

園で発作が起こったときの対処法

園で内服や吸入などが必要になる場合は、保護者に生活指導管理表を提出してもらい、それに基づいて事前に薬を使うタイミングなどを確認します。緊急臨時薬を預かっている場合、その薬を使っても本人の園生活（食べる・遊ぶ・眠る）に支障がある場合は保護者のお迎えを要請します。顔色が悪い、ゼーゼーがひどく興奮して泣き叫ぶような強いぜんそくのサイン（P.101）が出て保護者に連絡がつかない場合は、緊急連絡先の医療機関に直接連絡して救急搬送などの指示を仰ぎます。

アレルギー性鼻炎 / 花粉症 / アレルギー性結膜炎

花粉症の発症が低年齢化しているため、幼児でも症状が出ることが多くなってきました。

● 散歩に行くと、目をかゆがり目の周りが赤くなる、くしゃみ、鼻水、鼻づまりなどの症状がみられる場合は花粉症の可能性があります。保護者に伝えて受診をすすめましょう。マスクを着用できる場合はマスクを着用する、室内での遊びに変更するのもよいでしょう。

● 午睡中のいびき、聞き返しが多い、聞こえづらそうな様子などがあれば、鼻炎に合併する滲出性中耳炎で聴力が低下している可能性もありますので、保護者に様子を伝えて確認してもらいます。

● アレルギー性鼻炎・結膜炎があるとプールの塩素消毒が刺激になり鼻水、目の充血が起こることがあります。目やにが多いときには、プールに入らないで見学をすすめます。

Point!!

園での環境整備

ダニ・ほこり、カビ対策のためていねいに掃除をしましょう。エアコン、加湿器もほこりやカビの発生源になるので使用前に掃除が必要です。カーペットやじゅうたんは避けます。床に敷くものが必要な場合は、クッションマットなど洗えて、水拭きできるような素材を選びましょう。ぬいぐるみもダニ・ほこりや感染源になるため、極力置かないか、丸洗いできるものを使用しましょう。カーテンも忘れずに洗濯しましょう。

学校におけるアレルギーリスク

学童期になると食物アレルギー、アトピー性皮膚炎、ぜんそくなどのアレルギーの病気はよくなってくることが多いため、通院回数が減り定期的な通院が少なくなります。すなわち、主治医の先生による管理の機会が減少してきます。しかし、学童期に新たなアレルギー症状が発症することもあります。幼少期からあったアレルギー疾患が良好にコントロールされていることが、新規アレルギーの重篤な症状を防ぐために大事なポイントとなります。

MEMO

学校生活での
アレルギー配慮場面

● 調理実習
● 給食当番、掃除当番
● 飼育係
● 宿泊行事、校外学習
● プール（水泳）学習
● 運動会（体育祭）
● クラブ活動、部活動
● 受験（勉強）

新たなアレルギー発症の懸念

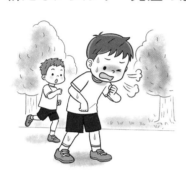

● 運動量が増えることによる、運動誘発ぜんそく、食物依存性運動誘発アナフィラキシーの発症

● 花粉症の症状がひどくなってくる時期で、果物や野菜による口腔アレルギー症候群の発症

アレルゲンへの接触

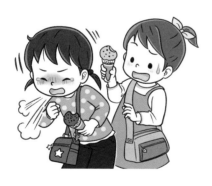

● 行動範囲が広がることで通常の学校生活以外でも、予期せぬアレルゲンの接触
　例）校外学習や放課後などで子どもたちだけの飲食機会

● 学校行事だけではなく、地域や学童保育などのイベントやおやつで食べ物が提供されることが多いこと、また、不特定多数の指導員、大人が関わることもあり、かえって注意が散漫になる可能性があるため事故が起こりやすくなる　など

食物アレルギー

学校生活では調理実習、給食当番、昼食後の激しい運動、宿泊行事などが新たなリスクとして加わります。また、学童期以降まで持ち越している食物アレルギー児では、エピペン®を緊急臨時薬として所持している場合もあり、その管理や使い方などが問題になります。

エピペン→ P.152

入学と同時に除去食を解除する問題点

　小学校入学での除去食解除を目指す場合は、入学を控えた前年の夏までには耐性獲得を確認しておく必要があります。「入学のタイミングでみんなと一緒の給食にすればいいや～」とゆっくりしている保護者がいますが、学校生活では運動量も活動の幅も広がるため、除去食が解除できそうな場合は年長の夏までには園で除去食を解除して、半年ほど安全に除去食を解除できるかを確認する期間を設けることが望ましいです。ですから、2学期以降（遅くとも3学期以降）は、通っている幼稚園・保育園での除去食を解除して、環境が変わらない状況で摂取しても問題がないかを確認するのが安心です。

校外学習・宿泊行事での注意点

　宿泊先などでの食事に関しても、最近は学校と同様の除去食対応をしてくれる施設が増えてきています。事前に献立表が送られてきて保護者が確認し、学校の先生または施設と直接連絡をとり、除去食が提供されます。ただしすべてが「いつもと違う環境」なので、初めてのもの、怪しいものにチャレンジをするのは危険です。

　また、もしものときに備えて、緊急臨時薬（エピペン®）は忘れずに持参します。特にハイキングなどの戸外の活動時は、先生と行動を別にする場合もあります。預けずに、自分が持っていくリュックやかばんに入れましょう。

　最近は海外旅行や海外への修学旅行で、アレルギー児が海外に行くことも増えてきました。旅行会社が決まった時点で、アレルギー対応食や機内への持ち込みも含めて、エピペン®の携帯、英文紹介状を主治医に依頼する準備などを早めにすすめましょう。

　そのほか、自由行動のときに食べるもの、また、お土産を買うとき、試食コーナーですすめられてもアレルゲンが入っているか確認できない場合は、食べないように本人と約束をしておきます。

食事・おやつ

　遠足でのお弁当のおかずやおやつ交換は危険です。最近では交換しないようにルールをつくっているところも多いようです。また、おやつは学校や活動先の施設などで一括して準備する場合があります。いつもの栄養士や先生ではない担当者が確認することもあるため、より注意が必要です。

Point!!

就学すると、運動量の増加、給食、子ども1人当たりの先生の人数が減るなど、環境が変わります。入学当初はまずその生活環境の変化に慣れることに精一杯です。そのため、そのタイミングで除去食解除するのはかなりの危険を伴います。

MEMO

乳のアレルギーであれば、牛乳1回200mlを5日以上続けて飲める、牛乳200ml＋乳の加工品を1食で同時に摂取できる、かぜの治りかけや疲れているとき、運動や入浴前に摂取しても反応がないことなどが確認できて、初めて除去食の解除が可能になります。

アトピー性皮膚炎

　学童期以降まで湿疹のコントロールが不良の場合、かゆみによる不眠やイライラで日中眠くなり、勉強に集中できない、また、ストレスでかき壊してさらに皮疹が悪化することも多くなります。外から見える顔や手足などに湿疹がある場合、人目を気にして消極的になったり、いじめの対象になったりすることもあり、気をつけなければなりません。

保健室での対応

　アトピー性皮膚炎のケアは、皮膚の清潔と外用薬の使用が中心となります。症状が軽い場合は、保健室で行うことは少ないと思われますが、症状が重い子どもは、汗をかいたら拭いたり、着替える、軟膏を1日に3～4回ぬらなければならなかったりすることがありますので、昼休みなどに保健室で軟膏をぬることも考慮します。

「薬をぬる」本人との約束

　アトピー性皮膚炎は、医師の指示通りにきちんと薬をぬることが大切です。学校でもぬる指示が出ている場合、保護者と養護教諭がそのことを本人にきちんと説明して、理解させます。また、ぬり忘れがないように声かけなどをしましょう。

気管支ぜんそく

　成長とともにぜんそく発作の頻度が減って、常に薬を飲まなくてもよいことが多くなってきます。しかし、体力測定のシャトルランや、冬期に行う持久走などでは運動誘発ぜんそくが出ることもあり注意が必要です。

運動誘発ぜんそく

　活動中に運動誘発ぜんそくが起こったら、まずは運動をやめて安静にしましょう。安静にしてすぐに発作がおさまるようであれば、同じ強度の運動をしてもしばらくは発作が起こらないことが多いです。また、保護者が発作のことを知らないケースが多いので、運動誘発ぜんそくが起きたときには学校からひとこと保護者に伝えます。

授業中の発作

　授業中に急にせき込んだり、ぜんそく発作が起こったりした場

Point!!

養護教諭の支援

アトピー性皮膚炎の症状や程度は人によって異なり、日常生活の些細なことで悪化することもあります。元気そうに見えても、ときどき気にかけてあげ、学校生活を楽しく送れるように支援することが大切です。皮膚の症状の悪化を学校で気づいたときに保健室に相談できるような体制づくりがあると本人も安心して学校生活を送ることができ、また、アトピー性皮膚炎が原因となる不登校の予防にもつながります。

合には、保健室へ行くようにします。また、授業中に発作が起きた場合、周囲の目を気にして発作をがまんしてしまう子どももいます。先生やとなりの席の子に伝えるなどの取り決めをしておきます。

アレルギー性鼻炎 / 花粉症 / アレルギー性結膜炎

花粉症は、児童・生徒にも増加しています。くしゃみや鼻水などの症状は感染症との区別も難しく、また飛散時期に窓を開けた換気も配慮が必要になります。

具体的なことでは、原因花粉の飛散期は、教室の窓側の座席を避ける、ティッシュ（場合によってはボックスティッシュ）などの持ち込み、使用に対する配慮（許可）をします。

授業中に症状が出たとき

授業中に突然鼻水やくしゃみの発作が出た場合、急な対応はなかなか難しいかもしれませんが、鼻をかんだり、点鼻薬を持参していれば使用させたりします。

薬を使用している児童・生徒

抗アレルギー薬の内服は主に1日1〜2回服用するので、学校生活で服用する場合はないと思われますが、副作用として、眠気や倦怠感が出る場合もあります。授業中に活気がなかったり、眠そうな様子がみられたら、保護者と連絡をとります。

プール、運動

アレルギー性鼻炎・結膜炎がある場合は、プールの塩素消毒が刺激になり鼻水、目の充血が起こることがあります。

制限が多い子どもの心のケアを

食物アレルギーをもつ子どもは、家庭内、学校など様々な場面でストレスを感じています。家庭では「きょうだいと同じものを食べたい」という欲求、逆にきょうだいの食事をアレルギー児に合わせている場合は、きょうだいの心理的な問題にも目を向ける必要があります。学校では、からかいやいじめの対象になりやすく、細やかに目をかけることが大切です。

園・学校対応での困りごと Q&A

アレルギーの対応はいろいろあるため、保護者との面談がとても重要になります。面談で多い困りごとをまとめましたので参考にしてください。

Q. 食物アレルギーで医師から指示されている以外の食品の除去を保護者から依頼された場合、どのように答えたらよいのでしょうか?

A. 基本的には、主治医の指示のみの対応ですが、まずはなぜ保護者がその食品の除去を希望されるかを聞きましょう。そして、以下の点を確認します。

● 主治医に相談できるようであれば、相談してもらう
● 除去が可能か検討をする(物理的な手間やコスト、他児への影響)
● 除去した際に、不足する栄養素を補えるかを検討

最終的にはその施設ごとに、相談のうえで対応を決めます。

Q. 給食後に起こったせき込みなどは、食物依存性運動誘発アナフィラキシーと考えて対応しても良いですか?

A. 学童期では給食後に激しい運動をすることで、食物依存性運動誘発アナフィラキシーが起こることもあります。一般的には、まず口やのどなどの粘膜症状、じんましんなどの皮膚症状が起こり、徐々にせきや息苦しさが出てきます。よって、口や粘膜、皮膚症状がない場合は、他の原因も考えなければなりません。

実際筆者の施設にも、給食後にアナフィラキシーを4回起こした10歳の男児がいました。「食物依存性運動誘発アナフィラキシーが疑われるから検査をしてほしい」との受診でしたが、皮膚・粘膜症状はありませんでした。その後、アレルゲンと疑われた食物を除去したにもかかわらず再度昼休みにアナフィラキシーが出現し、運動誘発ぜんそく発作と診断しました。

患児は重症のぜんそくだったので、9歳1か月から注射薬を開始して発作は起こらなくなりました。しかし、10歳になったときに注射薬を中止したところ、翌月に再度アナフィラキシーを起こしました。振り返ってみると、過去2回のアナフィラキシーはいずれもぜんそくのコントロールが不良のときに起きていたことがわかりました。よって、普段のぜんそくコントロールの状態が良くない場合は運動誘発ぜんそくが起こりやすく、かつ運動中に発作が出た場合はすぐに運動を中止しないとアナフィラキシーまで至ることがわかりました。この症例のように、給食後に起こったせきの全てが、食物依存性運動誘発アナフィラキシーではないこともありますが、運動は中止して、迅速な対応をしてください。

Case Study 学校で起きた食物依存性運動誘発アナフィラキシー
食物経口負荷試験の注意点

　学校で給食を食べた後、昼休みに運動をして、食物依存性運動誘発アナフィラキシーを起こし、病院で処置を受けた子どもの保護者が、「病院で食物経口負荷試験をして、食べられないものを確認してからでないと給食は提供できません！ と学校側から言われました」と、困って受診をしてくることがあります。

　食物経口負荷試験は強いアナフィラキシーが誘発されることもあり、実施にあたっては慎重な対応が必要です。特に症状が誘発された直後は望ましくなく、アナフィラキシーが誘発された場合、半年くらい食物経口負荷試験はできません。

　さらにアレルゲンと疑われる食物で運動誘発負荷試験をしても、同じことが繰り返し起こる可能性（再現性）はかなり低く、原因アレルゲンを特定するのは簡単なことではないのです。

　ですから、まずは安全にできる特異的 IgE 抗体の血液検査を行いますが、疑っている食物の検査ができないこともあります。そのような場合、検査はできないけれどかなりアレルゲン（抗原）として疑わしい食物があれば、当面の間除去食の対応をとります。しかし、今までずっと食べてきて使用頻度も多く除去食の対応が困難または同意が得られない場合は、保護者と学校が合意の上で、「もう一度同じことが起きたら除去食を導入する」という対応をとることもあります。その際は、万が一反応が起こったときの対応や連絡先などを必ず明確にしておきます。

attention

　学童期以降から成人に起こりやすい食物依存性運動誘発アナフィラキシーのアレルゲンとして有名なのは"小麦"です。食べただけでは特に反応が出ませんが、食べて 2 時間以内（最長 4 時間）に激しい運動や入浴など、体温が上がるようなことがあると、じんましんや呼吸困難などの症状が出現します。この場合は小麦中の ω（オメガ）−5 グリアジン特異 IgE 抗体が陽性であることが多いといわれています。

P.70 参照

Q. 園や学校でエピペン®を預かる際に注意することはありますか?

A. エピペン®を預かる場合、アナフィラキシー症状がみられたときに、どのタイミングで使用するのか、すぐに取り出せる場所に保管すること、その保管場所は職員全員が知っておく必要があります。そのほか、子どもたちが容易に手の届く場所には保管しないことです。

保管場所ですが、エピペン®の成分は光により分解されやすいので、携帯用ケースに収められた状態で保管し、使用するまでは取り出さないことが望ましいです。保管温度は15～30℃の環境で、冷所または日光のあたる高温下等には放置しないように注意します。

エピペン®を預かるときの確認事項

❶除去食の指示書
○アレルゲンの確認
○過去のアナフィラキシーの既往
○緊急臨時薬
○主治医と保護者の緊急連絡先
❷初期対応(接種のタイミング)
❸保管方法
❹指定(かかりつけ)医療機関への受診：使用後は救急車で医療機関を受診する など

Q. エピペン®を預かるのは何歳からが適当ですか?

A. 医師から処方されていれば、年齢制限はありません。ちなみに、エピペン®の処方は、基本的には体重が15kg以上の子どもです。

Q. エピペン®を使用した後、保護者勤務先が遠方でお迎えに時間がかかる場合等、その後の対応はどのようにするのですか?

A. エピペン®使用後は基本的に緊急受診が必要です。救急車を要請し、子どもから目を離さないようにして、その場で安静にして救急車の到着を待ちます。

保護者の迎えを待たずに、事前に確認したかかりつけの医療機関、または救急隊の指示機関に、状況のわかっている先生が付き添って受診して下さい。

Q. エピペン®は園や学校での保管用と自宅保管用など複数処方してもらえるのですか?

A. 2012年秋にエピペン®が保険で処方できるようになってから、処方希望が増えています。以前自費診療の場合は、複数本処方することはまれでしたが、学校や園などで保管してもらえる場合などは、2本処方することも多くなっています。

園・学校で起こったエピペン®トラブル

Case1 中学校の養護教諭が、修学旅行の前日にエピペン®を所持している生徒の行動班のメンバーを集め、エピペントレーナーを用いた使用法を説明していました。トレーナーと実薬はとても似ているので、教諭が誤って実薬を使い自分の大腿に接種する実演をしてしまいました。幸い教諭には軽い動悸以外の副反応はなく、すぐに回復しましたが、慌てて著者の病院に「緊急事態なのですぐに新しいエピペン®を処方してほしい」と連絡してきました。施設によっては、エピペンの在庫を常備していない、処方登録医が常勤でない、などすぐには処方できないこともありますし事故につながる可能性もあります。

実薬とトレーナー（練習用）はとても似ています。

練習する場合には注意が必要です。

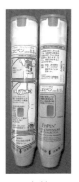 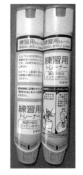

実薬 　　　　練習用トレーナー

Case2 特別支援学級に通う小学生が、リュックの外付けフックにエピペン®入りポーチをつけて携帯していました。帰りのスクールバスで、本来なら添乗員は子どもからリュックを預かってすぐに網棚にのせるところ、その日は複数の児童が一度に乗車したため、リュックを後部座席に置いたままにしてしまいました。

先に後部座席に乗っていた男子児童が興味本位でエピペン®を取り出し、自分の指に誤注射してしまいました。そして、使用後ケースに入らなくなったため、強く押しつけて無理やりニードルカバーを縮めました。一連の行為に添乗員は気づきませんでした。

エピペン®を所持している子どもの保護者から著者の病院に、エピペン®の追加処方を希望する電話がありました。事情を聞いて、すぐに学校に電話をして担任教諭と連絡をとりました。誤射してしまったお子さんに連絡をしてもらい、受診をすすめるよう依頼しましたが、指に針の痕はあるものの、保護者からみて異常はないとのことで、病院へは受診しませんでした。

数日後学校より、①エピペン®の入ったカバンは、添乗員（大人）が子どもの手の届かないところ（網棚の上）に置くことを再度徹底する ②エピペン®入りのポーチを他児の目の届かないリュックの中にしまって携帯し、情報を教職員・添乗員すべてに徹底する ③年度初めの確認だけでは不十分なため、年度途中や添乗員がかわったときは再度確認し直す という３点が取り決められたと報告を受けました。

アレルギーと発達障害

　どちらも年々増えてきている病気です。遺伝素因、環境要因など、さまざまな原因に関する研究が進められているなかで、アレルギーと発達障害に関して以下のことが報告されています。

2つの発達障害の特徴と問題点

　現時点では、食物アレルギーでは自閉スペクトラム症 (ASD) を合併している頻度が高く、アトピー性皮膚炎では、注意欠如・多動症 (ADHD) を合併する頻度が高いことがわかっています。

自閉スペクトラム症 (ASD)

　コミュニケーションがうまくとれない、人との関わりが苦手という対人関係や社会性の障害と、強いこだわりがあるということが特徴です。光や音、温度、においなどに過敏に反応する"感覚過敏"があり、かつ"こだわり"が強いため、初めて見る食材・料理は食べられないなどの特性があります。
食物アレルギーと合併した場合、除去食の解除はとてもむずかしくなります。

> 1) 口腔過敏：食感 (サクサク，キュッキュッなど)
> 2) 味覚過敏：味 (塩コショウだけの単純な味を好む)
> 3) 臭覚過敏：におい (他人の食べ物のにおい)
> 4) 視覚過敏：外観 (白いものを好む，黒いツブツブが苦手など)
> 5) 聴覚過敏：食べものの音，人の騒音
> 6) 触覚過敏：温度 (好みの温度でないとダメ)
> 7) 環境過敏：人が多い，潔癖症

注意欠如・多動症 (ADHD)

　集中力がなく飽きっぽい、忘れ物・なくし物が多いなどの不注意さや落ち着きのなさ、多動、衝動的に行動にうつすなどの特性があります。そのため、日常生活や学校生活、コミュニケーションに難しさを感じることがあります。完全に治すことは難しいですが、ADHD の子どもに対する治療は、環境・行動への介入と、薬物治療を組み合わせると効果的だと言われています。
ぜんそくと合併した場合、発作が出ていても動き回って安静にできないため、どんどん発作が悪くなってしまいます。入院治療が必要になったときも、安静だけではなく点滴や酸素吸入などの治療も嫌がってうまくできないことがあります。
アトピー性皮膚炎と合併した場合、かき始めると出血するまでやめられない、軟膏療法が続かない、治療の変更に柔軟に対応できないなどの困りごとが起こります。

Case Study 偏食が目立つ
自閉スペクトラム症 A くん（10歳男児）の様子

食べられるもの

米、もち、パン、ラーメン、せんべい、ジャガイモ、サツマイモ、牛乳、
ヨーグルト、ベーコン、サンマの血合い

平均的な1日の食生活

朝食	6枚切り食パン1枚、バター、乳酸菌飲料
昼食	生ラーメン（しょうゆ味）
夕食	サンマの血合い、スモークベーコン、ごはん、フライドポテト
おやつ	コーラ味のアイスキャンデー、ビタミンC入り清涼飲料、オレンジジュース、うすしお味のポテトチップス、うすしお味のスナック菓子

子ども、保護者の困りごと

- 摂取できるものが少なく 空腹のまま午後の授業を受けている
  - →学校給食で摂取するもの：ごはん、パン、牛乳のみ
- 食べられるまで給食を片付けさせてもらえず、昼休みがなくなる
- 偏食で摂取できないものを、アレルギー用の「学校生活管理指導表」に記載してほしいと学校から要望される
- 食物アレルギー児のような代替食の提供がないため、栄養の偏りが生じる

学校での配慮事項と改善点

- 強い偏食が単なる「好き嫌い」ではないことを理解する
- 摂取可能な主食、副菜などの持参を許可（必要に応じて栄養士の介入）
- 環境刺激の排除（保健室などで食べる）

索引

あ

アーモンド	40,64,65,69
亜鉛華単軟膏／亜鉛華軟膏	83,84
あせも	27,90
アトピー性角結膜炎	132,134
アトピー性皮膚炎	2,7,9〜11,20〜32,36,39,52,54〜56,75,77〜94,96,120,132,134,142,144,146,148,154
アドレナリン（エピネフリン／エピペン）注射薬	9,42,45,48〜51,67,76,146,147,152,153
アナフィラキシー（ショック）	7〜9,18〜23,32,39〜43,46〜50,56,67〜76,112,113,142,143,146,150〜152
アレルギー検査	9,11,13,15,17,52〜55,63
アレルギー性結膜炎	7,16,17,20〜30,36,112,127,131〜140,145,149
アレルギー性鼻炎	7,14,15,20〜30,36,47,116,119〜130,134,145,149
アレルギーマーチ	2
アワビ	64,71
イカ	41,64,70,71
イクラ	39,41,64,67
意識障害（意識がない）	7,8,19,43,44,45,70,71,74,99
イヌ（犬）	11,42,48,75,97,112,113
イネ（科）	26,69,121,133
医薬品	125
咽頭結膜熱（プール熱）	138
インフルエンザ	24,29,117,138
ウサギ	112,113,145
運動会	28,97,146
運動誘発ぜんそく	28,35,110,111,146,148,150
エアロゾル	100,118
エビ	41,46,64,70,71
エモリエント	83
エリスリトール	72, 74
塩素	27,36,144,145,149
遠足	26,32,144,147
黄色ブドウ球菌	90,138

オレンジ	64,69,155

か

化学物質	6,21,22,23,25,41,66,78,115,133
かぜ	13,24,25,70,96,97,116,117,120,129,138,139
仮性アレルゲン	20,41
カニ	41,46,64,70,71
カバノキ科	69
カビ	6,20,22,26,28,29,74,78,84,92,97,114,115,121,145
花粉症	6,7,14,15,17,20〜29,39,40,47,52,63,68,81,86,96,116,119〜130,133,140,145,146,149
カポジ水痘様発疹症	91
カモガヤ	69,121
換気	24,114,115,123,149
カンジダ症	104
キウイフルーツ	11,40,41,46,64,69
気管支拡張薬	34,35,48,49,76,103〜105,111,118
気管支ぜんそく	7,12,13,20〜30,32,34,35,81,95〜118,144,145,148,149
気管支れん縮	19
キク（科）	26,27,69
キシリトール	72〜74
木の実類	38,40
救急車	33,42,43,45,48,49,76,98,101,113,152
給食	9,15,20,22,24,32,33,143,146,147,150,151,155
急性増悪	34
牛肉	58,60,64,65
牛乳（乳）	38,40,46,58,59,61,65,66,73,78,93,147,155
吸入ステロイド薬	13,104
巨大乳頭性結膜炎	132,134
魚類	38,39,112,113
魚卵類	38,39,41,58
緊急臨時薬	30,45,51,67,145〜147,152
緊急連絡先	32,145,152
空気清浄機	115,123,135
口呼吸	122,129
果物類	38〜40,59,68〜70,146
クルミ	9,40,64
経皮感作	43,58,74,75

鶏卵	9,11,32,38,39,46,54,57,58〜60,62,64〜67,71,78,93
血圧低下	8,9,18,19,42,43,71
血液検査	53,54,56,62,63,72,112,151
抗アレルギー薬	11,13,15,17,45,51,67,76,87,104,118,124,130,136,140,149
校外学習	33,146,147
甲殻類	33,38,39,41,67,70,71
抗菌薬	11,17,46,90,117
口腔アレルギー症候群	7,14,39,40,68,146
黄砂	25,114,115
抗ヒスタミン薬	9,15,45,48,51,67,76,79,87,124,125,130
コチニール色素	73,74
ゴム	47
小麦	9,38〜40,43,46,58,59,61,62,64〜66,70,71,78,93,151
呼吸困難	8,12,38,43,45,70,71,74,96,98,104,109〜111,113,151
呼吸不全	98,99
コンタクトレンズ	132,134
コントローラー	104,118
昆虫	23,79

さ

細菌性結膜炎	138
さかさまつげ	139
サケ	41,64
サバ	41,64
飼育係	146
飼育動物	21,97
紫外線	21,23,26,90,93
湿度	27,70,111,115,129
自閉スペクトラム症	154,155
修学旅行	147,153
宿泊行事	28,146,147
春季カタル	17,132,134
消化管アレルギー	7,39
食品添加物	72〜74
食物アレルギー	7〜9,11,16,20〜33,37〜76,78,79,93,126,133,142,146〜150,154,155
食物依存性運動誘発アナフィラキシー	39,40,41,43,56,70,71,146,150,151
食物経口負荷試験	32,40,53〜58,63,151

シラカンバ	69,121,133
寝具（寝室）	26 ～ 28,52,115,135
滲出性中耳炎	128,129,145
心肺蘇生	48,49
じんましん	
	7,8,32,38,39,45,46,48,49,52,
	69,70,71,74 ～ 76,79,93,150,151
スギ	9,11,13,15,17,24～26,69,97,
	120,121,123,126,127,132,133
スキンケア	11,27,82,84,85,87,88
ステロイド	9,11,13,15～17,34,
	36,45,76,84～88,91,94,104,
	106,118,124,130,135,136,140
ストレス	11,25,39,67,70,78,79,
	92,93,114,144,148,149
砂（砂場遊び）	21,23,28,36,93
スペーサー	105
生活管理指導表	24,30 ～ 36,142
舌下免疫療法	15,17,126,127
石けん	43,82,90,93,137
接触皮膚炎	55
ゼラチン	64
セラミド	79,83
セロリ	69,70
ぜんそく手帳	108
掃除	35,113,114,115,135,145
即時型反応	11,38～42,58,63,72,76
ソバ	38,39,46,64,67,69,70,71

た

体育（の授業）	71,108,110,146
大豆	9,24,38,58,60,
	64,65,66,69,74
代替食品	60,143
タクロリムス	
	17,85,86,87,88,94,140
ダニ	6,9,11,13,15,16,17,20,
	21,23,26,47,54,78,92,
	97,102,114,115,121,
	126,127,133 ～ 135,145
タバコの煙	21,102,115
卵（鶏卵）	
	9,11,32,38,39,46,54,57,58,
	60,62,64 ～ 67,71,78,93
たんぱく質	14,40,41,47,59,60,
	61,62,64,66,68,75
チアノーゼ	42,99
蓄膿症	128
注意欠如・多動症	154
注射薬	
	36,50,51,76,87,94,130,150

調理実習	22,33,146
チョコレート	41,66
手洗い	24,117,123,137
伝染性軟属腫（水いぼ）	91
伝染性膿痂疹（とびひ）	27,90,144
点鼻薬	15,123,124,125,149
特定原材料表示	66
トマト	41,68,69
ドライアイ	133,137
鶏肉	11,58,60,64

な

ネコ	13,75,97,112,113
熱帯魚	112,113
乳（牛乳）	38,40,46,58,59,61,65,
	66,73,78,93,147,155
入浴	39,63,79,82,85,86,93,151
乳幼児ぜんそく	102,103
尿素	83,84,91
ネブライザー	100,106

は

パイナップル	41,69
ハウスダスト	6,16,114,126,133,134
ハチ	23,47
発達障害	154
パッチテスト	55
鼻茸（鼻ポリープ）	128,129
鼻血	122,123
バナナ	40,41,64,69
花火	27
ハムスター	47,112,113,145
パンケーキ症候群	47
ハンノキ	69
ピークフローメーター	99,107
ピーナッツ	9,24,46,64,69,70,103
ヒスタミン	6,41,76,79,140
非ステロイド	39,71,87
ヒノキ（科）	15,17,69,121
皮膚テスト	53 ～ 55,58,72
肥満細胞	6,76,79
鼻涙管狭窄	139
プール（水泳）	21,23,27,36,71,
	110,145,146,149
部活動	71,146
腹式呼吸	100,111
副鼻腔炎	103,128,129
ブタクサ	17,27,69,121
豚肉	11,60,64,75
発作（小・中・大）	
	12,13,35,98 ～ 101,104,110
不登校	89,148

布団	20,24,52,80,98,115
プロアクティブ療法	17,85,86,88
プロペト	83
プリックテスト	9,55,72
ヘパリン	83
蜂窩織炎	90
保健室	33,148,149,155
保護者との連絡	
	27,28,30,32～34,49,
	144,145,147,148,152
ほこり	20 ～ 23,29,34,35,
	97,114,115,143,145
保湿剤	11,17,24,82 ～ 85
ポリガンマグルタミン酸	74

ま

マスク	24,26,27,35,111,
	117,121,123,145
マスト細胞	6
マツタケ	64
豆まき	24
慢性副鼻腔炎	103,128,129
水いぼ	91
虫刺され	27,90,144
めがね	24,26,121,123
目の感染症	137,138
メロン	41,69
モイスチャライザー	83
モモ	40,69,70

や

ヤマイモ	41,64

ら

ラテックス（アレルギー）	47
リアクティブ療法	85
リリーバー	104,118
流行性角結膜炎（はやり目）	138
リンゴ	40,41,64,68,69

わ

ワセリン	83,84

A～Z

B リンパ球	6
IgE 抗体	6,9,11,13,15,17,32,38,39,
	53,54,56,63,78,79,102,112,151
JAK 阻害薬	86,94
JPAC ぜんそくコントロールテスト	
	109
PDE4 阻害薬	86,94
POEM スコア	81
RS ウイルス	13,97,103,116
β_2刺激薬	13,34,35,100,101,
	103,104,109,111,118

おわりに

　私自身も小児ぜんそくがあり、幼稚園の行事はお休みが多く、小学生のときはプールや持久走に参加してはいけないと言われ、悲しく悔しい思いをしました。さらに小学校3年生のときにクラスメートがぜんそくで亡くなり、子どもながらにいわれようのない恐怖を覚えました。

　ささいなことでも、「みんなと同じことができる！」というのは子どもにとってはとても大切なことで、できない子にとっては「あこがれ」です。ぜんそくのガイドラインの治療目標に「昼夜を通して症状がなく、スポーツも含めて日常生活を普通に行うことができる」が挙げられています。本書でご案内したように、ぜんそくは、有症率、入院患者数も減ってきて「良好なコントロール」が可能な時代になってきました。

　一方、食物アレルギーは残念ながらまだこれからの課題も多く、毎日お子さんの食の安全に心を砕き奔走する保護者のご努力には本当に敬服しております。晴れて除去食が解除できてアレルギー外来を卒業するときに、多くのお母さんが診察室で涙を流して喜んでいる姿には毎回心を打たれます。ぜんそくのコントロールが30年前とは比べものにならないほど良くなったように、科学も治療も進歩しているので、今後、ほかのアレルギーの病気も今よりずっと良い状態でコントロールできる日がきっと来ると思います。実際、「現代病」と呼ばれるほど頻度が増えた花粉症も、舌下免疫療法を行ってQOLが劇的に改善した方がたくさんいます。また、様々な抗炎症治療、生物学的製剤などの導入により重症のアトピー性皮膚炎の治療にも光が差してきています。本書を執筆している間にも新しい知見や薬が次々と発表されています。本書では普遍的な知識、いま、できる最善の情報を掲載し、アレルギーの子どもたちが家庭でも集団生活でも、安全に楽しく健やかに成長していける一助となることを願っております。

　最後になりますが、頑張って治療、治療に協力してくださった多くの子どもたちとご家族の皆さま、学校・幼稚園・保育園の関係者の皆さま、そしてなかなか進まぬ原稿を粘り強く支えていただいた編集者の大石さん、少年写真新聞社のご関係者各位にこの場をお借りして深謝申し上げます。

著者紹介

渡邊 美砂（わたなべ みさ）

東邦大学医療センター大森病院　小児科

学歴・職歴

1990 年　信州大学医学部卒業

1990 年　同愛記念病院 小児科 入局

1995 年　東邦大学医学部第一小児科 入局（研究生）

2007 年　東邦大学医学部第一小児科 助手 <small>（4 月から助教に名称変更）</small>

2012 年　東邦大学医学部 小児科学講座 講師

所属学会

日本アレルギー学会　専門医 / 指導医

日本小児アレルギー学会　代議員

日本小児科学会　小児科専門医 / 指導医

〈協力〉

小峰 由美子先生

〈写真提供〉

ヴィアトリス製薬株式会社

〈参考文献〉

『アナフィラキシーガイドライン 2020』一般社団法人日本アレルギー学会

『おしえて先生！子どものぜん息ハンドブック』独立行政法人環境再生保全機構

『学校のアレルギー疾患に対する 取り組みガイドライン《令和元年度改訂》』
公益財団法人日本学校保健会 監修 文部科学省初等中等教育局 健康教育・食育課

『ここが知りたい小児ぜん息 Q&A ぜん息児と保護者のためのやさしい基礎知識』
独立行政法人環境再生保全機構

『小児気管支喘息治療・管理ガイドライン 2020』一般社団法人日本小児アレルギー学会

『食品添加物のはなし　平成 23 年 2 月』消費者庁食品表示課
https://www.caa.go.jp/policies/policy/food_labeling/food_sanitation/food_additive/pdf/syokuhin497.pdf

『食物アレルギー診療ガイドライン 2021』一般社団法人日本小児アレルギー学会

『知っておきたい食品の表示』消費者庁（令和5年3月版）

『ぜん息予防のためのよくわかる食物アレルギー対応ガイドブック 2021 改訂版』
独立行政法人環境再生保全機構

『保育所におけるアレルギー対応ガイドライン（2019 年改訂版）』厚生労働省

『わかりやすいアレルギーの手引き《2023 年版》』一般社団法人日本アレルギー学会

先生と保護者のための 子どもアレルギー大百科

2023 年 8 月 1 日　　　　初版第 1 刷発行

著　者　　渡邊 美砂

発行人　　松本 恒

発行所　　株式会社 少年写真新聞社
　　　　　〒 102-8232　東京都千代田区九段南 3-9-14
　　　　　Tel（03）3264-2624　Fax（03）5276-7785
　　　　　URL　https://www.schoolpress.co.jp

印刷所　　図書印刷株式会社
　　　　　©Misa Watanabe 2023 Printed in Japan
　　　　　ISBN978-4-87981-775-4　C0037

編集：大石里美　イラスト・表紙：いしだ未沙　mya-mya ＝ミヤジュンコ
DTP：tt-unit カドタアヤ　校正：石井理抄子　編集長：野本雅央